致力于中国人的教育改革与文化重建

立 品 图 书·自觉·觉他
www.tobebooks.net
出 品

人体三维卦

来自欧洲的能量正骨疗法

[法]林成华 著
刘美伶 译

L'HEXAGRAMME TRIDIMENSIONNEL

Régis Blin

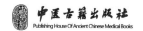
中医古籍出版社
Publishing House Of Ancient Chinese Medical Books

图书在版编目（CIP）数据

人体三维卦 /（法）林成华（Régis Blin）著 . 刘美伶译 --
北京 : 中医古籍出版社，2017.9
　　ISBN 978-7-5152-1576-1

Ⅰ.①人…　Ⅱ.①林…　Ⅲ.①正骨疗法　Ⅳ.
① R274.2

中国版本图书馆 CIP 数据核字（2017）第 236621 号

人体三维卦

（法）林成华（Régis Blin）著　刘美伶 译

责任编辑	刘丛明
出版发行	中医古籍出版社
社　　址	北京东直门内南小街 16 号（100700）
经　　销	全国各地新华书店
印　　刷	北京华创印务有限公司
开　　本	787mm×960mm　1/16
印　　张	8.75
字　　数	123 千
版　　次	2017 年 12 月第 1 版　2017 年 12 月第 1 次印刷
书　　号	ISBN 978-7-5152-1576-1
定　　价	108.00 元

目录

推荐序 / 1

自序 / 1

前言 / 1

第一章 能量系统的结构 / 1

第一节 能量的生成 / 1

第二节 能量的再生成 / 15

第三节 能量三层在易经 - 河图里的解读法 / 16

第二章 躯干骨骼能量生成系统 / 18

第一节 对第一层的研究——解读之钥 / 18

第二节 对第二层的研究 / 22

第三节 对第三层的研究 / 23

第四节 32 个关节突与 23 个椎间盘的架构 / 42

第五节 躯干的横向结构 / 46

第三章　躯干的肌肉能量系统　/ 49

　　第一节　简介　/ 49

　　第二节　脏腑肌肉结构　/ 51

　　第三节　躯干外围经脉的肌肉结构　/ 60

　　第四节　躯干经别的肌肉结构　/ 61

　　第五节　经筋的肌肉　/ 64

第四章　四肢的肌肉能量系统　/ 82

　　第一节　下肢的肌肉结构　/ 82

　　第二节　上肢的肌肉能量结构　/ 89

第五章　能量再生成的形式　/ 97

第六章　在针灸结构上的应用　/ 107

第七章　用《易经》解释肌肉与针灸的结构　/ 111

结论　/ 120

后记　/ 121

推荐序

四十多年来，赫吉斯·布兰（Régis Blin）（中文又名：林成华）一直致力于中国传统能量的研究。赫吉斯是法国能量学研究学院（SFERE：Société Française d'Etude et de Recherche en Energétique）的副院长，师承针灸大师仁表（Jacques Pialoux）和整骨医师琼·皮耶·奎利亚尼（Jean-Pierre Guiliani）。该校是欧洲最重要也是最古老的传统中医学院之一[1]。赫吉斯进行了多项研究，并致力于将针灸与正骨结合，创造出一种独特的疗法。

他所创立的技术，经由一些治疗师在整个欧洲大陆实践验证，其疗效受到肯定，其中当然有法国的治疗师，还有俄罗斯、德国、奥地利、比利时、瑞士、意大利等国家的治疗师。

在本书中，赫吉斯根据中国传统的古文献，特别是《易经》，描述了其基础理论。此一原理可以让治疗师发挥双手及心的智慧，使之成为所有生命大智慧的工具。

以这个能量单元的理论为基础，我们便能以同样的逻辑来运用所有的共振关系，以及能量、机体、骨骼、肌肉等系统架构的连结关系。实际上，人体的不同构件之间存在着两种类型的连结，一种是传导关系，另一种是共振关系。

---

[1] 今年（2015年）SFERE欢庆了创校四十周年纪念日！http://www.sferemtc.net/home.html

传导关系较为人所知，它结合了神经、血管或能量路径，将人体之间的某些部位连结起来。此一传导现象普遍被运用在针灸上，比如我们去刺激一个穴位，以便在某个器官、皮肤的某个区域、肌肉的路径或某个关节上产生作用，一条能量路径（经络）连结了被刺激的穴位与接受治疗的肉体结构。传导效应是通过神经系统作用于某个反射区与某个器官、四肢等之间所建立的关系上的，它也被运用于耳针疗法、足底反射疗法、头部针灸（头皮针）等等。

架构出人体的共振系统，这在一些古文献中虽然提到过，如《淮南子》第六篇里所称的"感应"，但却鲜为人知。理论上这些结构无任何物理性的路径（神经或血管）或能量性的路径（经脉）加以连结，而共振关系能够将人体的这些结构连结起来。某个关节、某块骨头产生障碍或移位，会因共振关系而直接影响到另一个骨头或另一个关节。

同样地，我们可将共振关系运用到相对应的一块骨头上，以一个极为简单的技巧来解除障碍，让骨头恢复动能。比如，因脚踝受伤而导致距骨的活动障碍，会连带影响到第一颈椎，使得后者有反复病变的趋势，进而导致睡眠不佳而引发偏头痛、晕眩等问题。在这种情况下，企图以"咯啦"的方式来舒缓第一颈椎并不能根除病灶，必须借助共振关系来找出问题的根源，解除踝骨的活动障碍，使其恢复正常的能量运行，即根本的生命动能（阴与阳的振动，也就是组织呼吸的律动、能量开闭的律动）。这样可对第一颈椎的修正带来持久性的效果。

同理，每一块头骨都与一根指骨产生共振。例如，当颞骨出现障碍而引发晕眩、耳鸣或听力受损、偏头痛等现象时，可在第一时间内以触诊方式找出对应的指骨，并利用该指骨来恢复颞骨的能量律动。

共振的同一原则支配着物理结构和人体能量结构之间的关系——骨骼、

肌肉、脏腑以及经脉、奇经八脉的针灸穴位等等。我们再以颞骨为例：中医里的平衡感失调、耳鸣或失聪都与肾气有关，而颞骨与肾有共振关系。就解剖学来看，颞骨产生障碍会影响到内耳。因此在治疗上需要恢复肾的能量平衡（针灸、用药等等），进而让颞骨的生命律动恢复正常，以使平衡障碍或耳鸣问题获得舒缓。

透过对《易经》的分析以及借助雅克（Jacques Pialoux）的相关研究成果，赫吉斯发现了人体的这种共振系统，并予以解读。他所使用的诊断与治疗技术同样也是借鉴于古典文献，如《灵枢·本神第八》篇指出："凡刺之法，先必本于神。"《内经》第二十五篇："凡刺之真，必先治神。"《灵枢·邪气脏腑病形篇》："按其脉，知其病，命曰神。"古文中称之为"神"的性质，正是连接治疗师与病人的本质，它可以让治疗师感受到病人的气，从而加以引导，《内经》称之为"心法"[1]。他使用的诊断和治疗方法，不但技术简单，容易着手，而且治疗技巧上只需要最基本的练习。

这种治疗技术极为温和，它是对病人的全然尊重。其实，时代已改变，我们的病患已不再是古代勇猛的战将，亦非壮实的农夫村妇。在古代的世界里，只有强者才得以生存到成年，太阳或阳明的完美体质便是一个最好的范例。然而，现今的生活方式以及我们的社会现状使得大部分的病人变得极为敏感与脆弱，最好的情况是太阴，但更常见到的是少阴，甚至是厥阴。因此，最好能有一些符合他们体质的治疗技术，不但能治疗病人的能量及身体，同时也不会引发炎症或刺激到组织，特别是不会让气虚的现象更加

---

[1] 参阅李辛医师与克洛汀娜·梅赫（Claudine Mérer）合著的《Traditionnal Chinese Medicine, Back to the Sources for a Modern Approach》（中译：《回到本源：古典中医启蒙对话录》），第二部："针灸"，第一章到第三章。中文版即将问世。

恶化。

至于治疗师，按理说在治疗时本身尤其不应耗尽体力，而这种技术可让治疗师免于气的损耗。因为治疗师主要的工作是解除病患的能量障碍，以重新连接病患的能量路径来释放组织，进而让病患能重新制造适当的能量。

Régis Blin 给我们带来了中医的一个全新的理念，其实该理念早已扎根于中国古典文献中。也许有人会讶异于一个法国人居然向我们介绍中医的新概念，不过我们要知道，中医的价值正是在于它的普世性[1]。尽管中医在中国传统文化里根深蒂固，但我们要知道，中医不是一种失效、过时或奄奄一息的传统，相反，它是一种活生生的医学。现代的中国研究学者为中医所作出的贡献使其变得更丰富；同时，其他的科学、其他的民族也为病患的福祉而在中医上作出许多贡献，中医因而得以不断地壮大与进步。

斯理维（Sylvie Martin）

2015 年 6 月 28 日写于上海

---

[1] 联合国教科文组织已于 2010 年将中医针灸列入人类非物质文化遗产。

自序

骨髓与先天之中的过度压力

中国古代的智者早已强调人体内的能量生理学是由三焦、奇经八脉，以及各经脉所构成。他们将观察所得记载于早期的文献中，如《黄帝内经·素问》，书中对于阴阳的辩证已隐约可见，同时也是《易经》这本哲学之书的灵感源泉。

《易经》揭示了从二到四、到八、到十六、到三十二，继而到六十四的观念，由此，天的能量也得以逐渐体现于地之中，最后形成了六十四个六爻卦的概念。这种鲜活的动能明显易懂，从中医到住宅、到星象，中国的智者将之运用在各个领域中。

此一高明的思想传到西方，让许多灵敏的人士从中得到了启示，如雅克·马丁·哈慈（Jacques Martin Hartz）以及雅克·皮亚鲁（Jacques Pialoux，又名：仁表）他们以科学上的最新发现做为基础，将能量生理学与二爻卦演变成六十四卦的概念，以及与 DNA（脱氧核糖核酸）和 RNA（核糖酸）的六十四种组合予以综合，而得出了完整的架构。难能可贵的是，他们并未受到西方思想的局限而背叛了东方古代大师们对于动能的思路。

这个综合架构的中心，就像一颗光钻，整个能量系统由此显现。从原子到细胞、到所有的生物，都带有一个三层的架构，即能量的制造层、分配层和使用层，而三层的结构以三个、八个、五个和十二个构件的形式具体显现，古文献里已有相关的记载。

受到古代大师们的启发而形成的这种思想，在七十年代里被运用到能量正骨学上。除了其他的有利因素，雅克和他的两个弟子在这方面的贡献不容忽视。这两个弟子分别是琼·皮耶·奎利亚尼（Jean-Pierre Guiliani）[1]和本文的作者。

世界上各个角落里的治疗师们为病人进行各种辨证施治，得出的结论都极为相似，泰勒·思迪尔（Taylor Still）即为一例。他所阐述的观念在中国早已存在，比如气血循环条畅的重要性（《动脉的规则》），亦即身体的结构如骨骼、肌肉、筋膜、脏腑等，在没有气滞的情况下，才能拥有良好的生理运动。

能量正骨学因这两大思想而问世。带有三层的能量系统和各种的演变，最后形成了六十四卦。其可理解成一个天的原型系统降生，在生理和人体组织中形成了地的体现的过程，例如十四经脉、十四块头颅骨，五行、五根指骨、五根趾骨、六十四卦、六十四个关节突……等等。每一块骨头、每一个关节或每一块肌肉都与一个特定的能量产生共振，也关系到三焦和奇经八脉、五行及十二经脉。

我们不妨以第五胸椎做为例子。就能量关系来看，这块椎骨与心有共振关系。在第五胸椎的区域里有两个腧穴：心俞和神堂。它们都与心有关。在第五胸椎之下是第六胸椎，其与心和冲脉有更深一层的作用。位于第五胸椎之上的第四胸椎则关系到厥阴经、肝、心包和阴维脉。

---

[1] 琼·皮耶·奎利亚尼（Jean-Pierre Guiliani）为正骨师及针灸师，是 SFERE 学院院长及创办人。

当所有的能量都处于和谐的状态时，第五胸椎的运动不会受到任何的约束。若把第五胸椎置于八卦或六十四卦中，由于椎体朝向南方，所以当生命能在各个维度展开时，第五胸椎便能从北到南，从东到西而不受任何限制，此时屈伸、侧转和压缩减压等运动都无所阻碍。

对这些运动造成的干扰都可根据方向的受限性而以六十四卦的理论来分析。一个椎骨中有外部的空间和内部的空间。外部对应的是椎骨与肌肉、韧带和筋膜的关系，中国人使用后天的观念来诠释这种关系。椎骨内部的空间对应的是骨髓，中国人则用先天的观念来看待。当能量的和谐有所改变时，内外空间也跟着受到影响。我们可采用东方或西方的两种技巧来调整这两个空间和心脏。若身体或情绪的创伤是这些干扰的来源，骨髓也会因此受到较大的影响。就上述我们使用的例子来看，这时不仅只是第五胸椎和第四、第六胸椎之间的关系，而是第五胸椎和其上、下椎骨之间产生的一整块气滞，我们很难用触诊去察觉。其对应的是一个垂直面，水平面则是由该区块周围的肋骨和胸骨所构成，而内部的空间（骨髓和先天）可能有过压的情形。

对中国人而言，髓和先天可延伸到身体的所有骨骼。当然，就心的层面而言，过压会出现心搏过速、早搏，但也可以是因老化和心脏提早硬化而产生的退化病症。

同时存在于立轴和横轴里的髓的过压，会传送到膈肌，后者会下调位置，令心脏部位产生始终朝下的拉力。不但如此，这些肋骨和胸骨内部空间的过压会令心脏去对应那些坚硬的表面，使得在每次的博动中，这些表面硬生生地将能量回传至心脏，更加重了心脏的硬化现象。

就能量正骨而言，我们将共振系统运用在中心轴与横轴之间。前者由大脑和脊髓所组成，后者由肋骨、锁骨、胸骨，以及上下肢的外围长短骨骼所构成。

在所有的骨骼与关节之间，亦即天的能量原型和在生理及人体组织上的体现，一旦了解了它们的能量共振关系，便可以轻易地将髓的中心过压移至外围并予以排除。如此一来，介于天与地之间的能量便能够达到和谐的关系。

"天"并非仅仅是我们头顶上的蓝天，"天"也是原始性质的能量，即在元神中的势态，而带有三层架构的能量原型即来自元神。此一振动层透过共振系统，必需始终与地的能量互动，也就是在生理和人体组织中显现的地的能量。

我们身处在现代这个世界里，因情绪、身体和电磁等种种因素而造成的气滞越来越频繁。如同我们先前所提到的，气滞首先会影响到后天的能量，接着又影响到先天的能量。在这个众人不断寻求美好生活的世界里，大家也开始转向打坐、太极或瑜珈的练习，而预先释放先天的过压将有助于这些练习的进行。

SFERE[1]教学研究中心位于法国南部、离马赛不远的普罗旺斯，四十年以来已将这些知识传授给数百名学生。他们每日的临床经验可证明这些知识的真实性。当上述的能量正骨疗法以东方古代大师们所传授的典型诊断及治疗做为基础时，则更加有效。

总之，此一能量学上的独特理论不但为能量师们（传统中医、顺势疗法、正骨法）创造了一个共同的语言，同时也能与现代的对抗疗法配合。众人之间的交流是灵感与整体进步的来源，所有的医疗健康组织机构也将因此而有长足的进步。

赫吉斯·布兰（Régis Blin），SFERE（法国传统医学研究院 - 能量研究学院副院长）

---

[1] SFERE：Société Française d'Etudes et de Recherches en Energétique 法国传统医学研究院（法国能量研究学院）。

前言

人体有如一本厚书，能反映出我们自己是什么样子的。它一页一页地展现在我们眼前，要我们每个人在页面上写下自己所学的功课。本书某些章节会出现一些深奥的字眼或符号，它们以能量、骨骼或肌肉的形式呈现。其实这三者有着极为明显的协调性，因为人体是一个鲜活的生命体。然而，对于这个看似极为复杂的整体，我们似乎又会觉得难以理解。

尽管如此，这些深奥的文字中很大一部分已被几位学者解读出来，其中三位正是本书问世的最大贡献者，因为本书正是以这三位学者的理论为基础的。第一位是雅克·皮亚鲁（Jacques Pialoux，又名：仁表）他为我们解读了整体的能量结构，进而发现了适用于各层的系统。另外两位分别是弗朗索瓦丝·梅齐耶（Françoise Mézière）和菲利普·苏沙（Philippe Souchard），在诠释肌肉结构的机械性方面，他们两位进行了大量的研究工作。

本书试着在两者之间建立起一座桥梁，以基本的能量系统来说明骨骼与肌肉结构的组织。

第一章　能量系统的结构

本章主要以雅克·皮亚鲁（Jacques Pialoux）在能量学上的理论为基础。这里只选取了与我们研究的主题相关的内容，因此，有关详细的理论必须参考雅克的相关著作与研究[1]。

第一节　能量的生成

我们首先从能量的生成这方面来研究基本的系统，也就是说从中心向外围，从阴的能量到阳的能量。同时也为组成能量系统的三个层面下定义。

一、第一层双联体

（一）外三焦

第一层首先是由外三焦组成，其作用在于汇集能量，并进行预热的工作。第一层本身是一个三联体，每一层都与一个大能量有一种较为特殊的关系。我们就以人体来举一个简单的例子。

- 外上焦关系到呼吸，即助燃的能量，称为清气－能量 C。

---

[1] 请参阅《光钻》（Le Diamant Chauve）一书。

- 外中焦关系到饮食，即食物的能量，称为谷气－能量A。它也涉及我们从不谈及的一种能量，这个能量无所不在，它就是宇宙的能量或超验性的能量T。[1]
- 外下焦关系到能量G。此一能量只能被传送，而数量上无法增加，因而用到最后它会枯竭。

为了更进一步了解这四种能量，我们接下来要研究它们如何出现，彼此又如何互动。

从"道"T（虚无、统一体、难以言喻的道）开始，出现了两大能量：

- 能量T（中心的阴能量），带有记忆、活动的特质。
- 能量A（外围的阳能量），带有爱、纯净、天赋、食物的特质。

于是形成了下面的三角形：

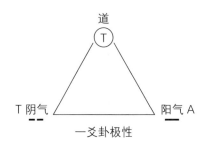

一切都处于运动状态，且阴中有阳，阳中有阴，由此带出了第二个极性，进而出现了四种能量。

T由一爻卦 ━ ━ 来代表，于是它的极性变成：

① T_2，即超验性的能量（元气），是最接近前者的复制品，因此以二爻卦 ▬▬ ▬▬ 来代表。

② C，即清气，由二爻卦 ⚏ 来代表，意味着它把 T 阴的性质带入阳，并从 A 吸取了阳、净化的性质。

因此，C 代表加速食物燃料燃烧的能量，即助燃剂。

同样的，A 以一爻卦 ▬ 来代表，其极性变成：

① A_2，即谷气，是最接近 A 的复制品，用二爻卦 ⚌ 来表示，亦即燃料。

② G，遗传能量（精气），由二爻卦 ⚏ 来代表，意味着它把 A 的天赋带入阴中，并从 T 阴吸取了记忆的性质。因此这个能量负责系统复制的精确度与稳定性。

以图表来呈现如下：

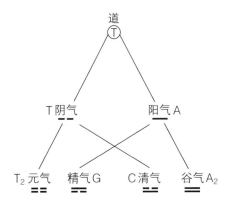

若以一个圆来显示，有三点要留意：

①路线从最阴到最阳

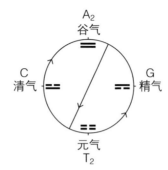

②极性或能量出现的顺序

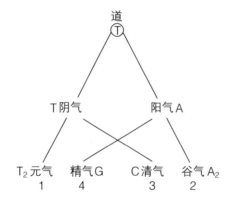

③能量生成与循环的方向

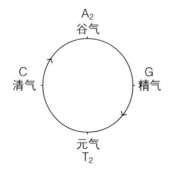

人体三维卦

在这个阶段，区分结构和能量的概念非常重要。

（二）内三焦

一个阳结构相当于一个与中心有关的结构，即汇集、收缩的结构。同时它也一定会有一个相反的扩张性能量，即阴能量，就像一个弹簧在聚拢、收缩之后会有向外扩张的趋势。右边、下方、正面等等都与阳的结构有关；而阴的能量是右边、下方、正面的能量，即深层的能量。

反之，一个阴的结构相当于一个与外围有关的结构，为膨胀性的结构。且它会有一个相反的收缩性能量，即阳能量，就像一个被拉长的弹簧会有缩短长度、聚拢的倾向。左边、上方、背面等等都与阴的结构有关；而阳的能量是左边、上方、背面的能量，即表层的能量。

外三焦在接收了能量并预先消化后，再将能量传送到另一个系统，也就是同在第一层的内三焦。

内三焦扮演的角色是，以本身的能量系统将外三焦汇集而来的能量进行加工，并制造出可用的能量。

内三焦本身也是一个三联体：

- 内上焦与能量 C（清气）有关。
- 内中焦与能量 T（元气）和 A（谷气）有关。
- 内下焦与能量 G（精气）有关。

第一层整体可以用下面的两个三角形来表示：

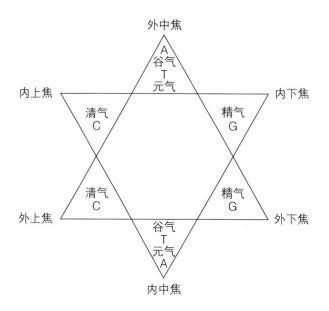

二、第二层奇经八脉

第二层的主要任务是将来自第一层的能量配送到第三层。

在针灸中,我们发现有来自前述四大能量极性的八大能量,可用下图来表示:

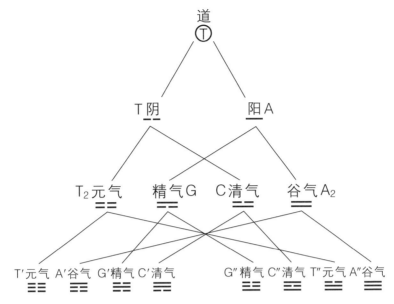

到了能量的第三个极性,每一种能量都可用一个三爻卦来代表

(一) 奇经八脉的内部结构

我们将对应奇经八脉的八个能量置于一个圆上,如下图所示:

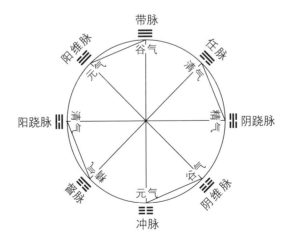

就生理层而言,有八种内分泌腺对应奇经八脉。

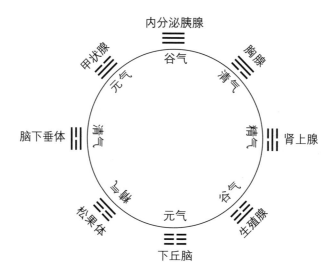

配对与对立法则应用在这个由八个构件组成的系统上。

(二) 生成系统的结构

根据下图所代表的法则,第二层的能量会被配送到第三层的两个系统上。这两个系统,一个对应内部功能(脏腑),另一个对应外围功能(经脉)。

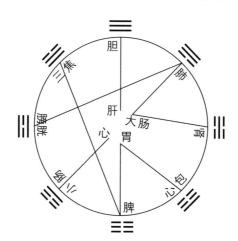

从这时起,就有了负责外围功能的12条经与负责内部功能的11个脏腑。

而属于脏腑的心包是个例外，它负责心脏和性功能，在内部功能这一层上它并没有一个生理结构。

从生理学而言，心包就像人体中的所有 DNA 与 RNA 分子，是一个散布于全身的器官。它又像天文学中介于火星与木星之间的小行星带。

因此我们有了 11+12=23 个负责内部与外围功能的构件。

我们要记住，这个能量生成系统是围绕着四个中心建立起来的：

- 第一个出现的阴中心是心。
- 第一个出现的阳中心是大肠。
- 第二个出现的阳中心是胃。
- 第二个出现的阴中心是肝。

心是能量的总体分配者，是一个大中心；而肝是接收者，极性与心相反。

三、第三层

如同我们在前面看到的，第三层就像第一层一样带有双重性。第二层的生成能量就这样被分配到带有双重性的第三层上。

(一) 内部功能的系统

内部功能在生理学上关系到身体的五大功能，每个功能对应一个脏与一个腑。脏腑就如这个功能的解剖载体，也就是说它的物质化，它的具体表现。

脏相当于一个流体的快速中转站，主要是负责分配工作，拥有阴的能量。

腑相当于一个流体的慢速中转站，主要是负责储存的工作，拥有阳的能量。

我们可将这五大功能与中国的五行以下面的方式结合起来：

①关系到活动功能的，如肌肉，因为有葡萄糖所组成的燃料而得以活动。这些器官有：

- 脏：肝
- 腑：胆
- 五行属性：木（主东方）

②关系到血液功能的，如血管和微血管，负责输送、营养、内部防御、红血球和白血球。这些器官有：

- 脏：心
- 腑：小肠

且内三焦被视为第一层功能的天线。

- 五行属性：火（主南方）

③关系到神经功能的，如钠泵、生物电的制造、钠钾循环等。这些器官有：

- 脏：脾
- 腑：胃

- 五行属性：土

以土为中心而建立起四大方位。

➢ 关系到呼吸功能的，如皮肤、气体的交换、细胞的呼吸、废物的燃烧与排出、氧与二氧化碳的循环等。这些器官有：

- 脏：肺
- 腑：大肠
- 五行属性：金（主西方）

➢ 关系到骨骼功能的，如骨架的形成与营养的供给、磷钙循环等。这些器官有：

- 脏：肾
- 腑：膀胱
- 五行属性：水（主北方）

这五大功能以下面的方式产生相互作用：
①根据相生循环，它相当于促进法则和减缓法则，如：

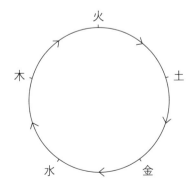

也即母－子法则，可作如下解释：

- 在相生循环里，所有的元素（母）对下一个元素（子）有促长作用。母将自己的能量传给子，亦即木生火、火生土、土生金……
- 在相生循环里，所有的元素（子）会对前一个元素（母）造成减缓作用。子取母的能量让自己成长，因而使母耗弱，亦即木相对于水、火相对于木……

②根据相克循环或五角星，它相当于抑制法则和助益法则，可解释如下：

- 在相克循环里，所有的元素对下一个元素有抑制作用。
- 在相克循环里，所有的元素对上一个元素有助益作用。

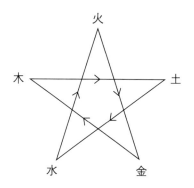

因此有了：

- 火能让金熔化；
- 金能断木；
- 木获得土的滋养；

- 土吸收水分；
- 水能减火。

总之，从"河图"的生成循环来看，与五行相应的 11 个脏腑形成的大循环可以用下图来表示：

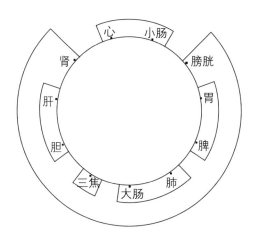

(二) 负责外围功能的系统

第二层的能量配送接下来是在阳的外围系统上进行。外围系统主要是扮演天线的角色，它的作用是通知内部系统，使其根据本身的法则予以反应，使得机体能够适应天六气的变化。

人体中有 12 条经，每一条都与六气有一种特殊的一一对应关系，例如膀胱经与寒、肝经与风等等。

这些经脉负责防御外来的邪气。除此之外，还有表层营养的功能。

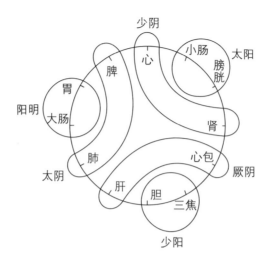

如果说外围功能这个整体属阳，内部功能属阴，正如阴中有阳、阳中有阴，那么脏的经脉天线就有阴能量，而腑的经脉天线有阳的能量。

还有几点需要加以说明：

- 这个系统配合时令来运作，即24小时昼夜周期，在每天凌晨3点从肺经开始依次运行。
- 其中有大循环法则里的配对等法则。

阳明经（大肠－胃）的特性在于它是唯一的一条没有八脉交会穴的大经，且阴阳平衡。其他大经的比例永远是 $\frac{2}{3} : \frac{1}{3}$。

（三）第三层综述

如果将内部功能系统与外围功能系统两者作比较，我们会发现，内部功能代表的是阴的扩张性能量，正如第一层的内三焦；而外围功能代表的是阳的收缩性能量，正如第一层的外三焦。

简言之，我们看到整体能量系统是由三层所组成，其配置如下：

第一层

- 第一阶层：外围功能的外三焦系统
- 第二阶层：中心功能的内三焦

第二层
能量生成分配者有八个构件

第三层

- 第一阶层：地五行的内部功能
- 第二阶层：天六气的外围功能

第二节　能量的再生成

前面第一节我们研究了能量生成的方式是从中心向外围的，或者说是从阴向阳的，这只是一方面。我们还需要了解从外围向中心的能量再生方式。整个系统生成能量，并将能量传送出去，它必须以生成的同样方式被再生成，这样系统才能持续运行下去。

- 第一层，能量生成的方式是由外三焦与内三焦构成。到了再生成，这两个系统存在于第三层，而且不再是从中心向外围的方向，而是从外围向中心。

- 第二层，作为中间层，能量会从反方向再生。
- 第三层，由五行及12经构成，能量会回到初始的第一层。

这说明：

- 拥有阳能量的12条经，会于再生成系统中构成外三焦。
- 五行会构成内三焦。
- 奇经八脉会反转配送能量的方向。
- 内三焦构成五行。
- 外三焦构成12经。

关于最后这一点，我们要注意，第三层的外围功能有三元性。外围功能实际上是由下列这些构件所组成的：

- 12正经，且表面上因12经筋增加了一倍。
- 12经别将深层连接到表层，也就是说经别连接了脏腑与正经。

前面说到经脉关系到外三焦，它们的每一阶层都与内部功能的三个阶层关系紧密，方式如下：

- 最表层的12经筋配合外上焦。
- 中间的12正经配合外中焦。
- 深层的12经别配合外下焦。

第三节　能量三层在易经－河图里的解读法

易经－河图是由一个64卦的系列所组成，也就是说64乘以6个阴

(— —) 或阳（——）相叠的单爻。

64卦含有16个序列，分别为TT, TG, TC, TA, GT, GG, GC, GA, CT, CG, CC, CA, AT, AG, AC, AA。

这些序列分成：

- 9个小阴序列，由于有一个属阳的功能，因此关系到外三焦与天六气。
- 7个小阳序列，由于有一个属阴的功能，因此关系到内三焦与地五行。

如果能解读64卦里的二爻卦，我们便能进一步研究外三焦与内三焦的四种能量（TGCA，元气、精气、清气、谷气）的排列组合，即 4^3=64。

如果能解读64卦里的三爻卦，我们便能进一步研究奇经八脉的八个能量（T′，A′，G′，C′，G″，C″，T″，A″）的排列组合，即 8^2=64。

如果能解读64卦里的单爻卦，我们便能进一步研究地的六个能量（木、火、土、金、水及相火）和天（天六气）的排列组合，即 2^6=64。

第二章　躯干骨骼能量生成系统

经过了前面的简短讲解后,我们现在要进入主题,去了解骨骼和肌肉的物理结构是如何从这个能量大原型中发展出来的。在整个宇宙中,从细胞到银河,每一层都有这个原型的存在。

这个原型拼图的每一片都已摆在眼前,接下来就让我们来读取这些指示吧。

第一节　对第一层的研究——解读之钥

一、外三焦

我们观察头颅时会发现:

- 上部三块头骨

额骨、顶骨、颞骨,上面附有九组肌肉,等于共有 3^2 块肌肉。

- 中间三块头骨

三块头椎骨,也就是筛骨、蝶骨、枕骨,上面附有三组肌肉,等于共有 3^1 块肌肉。

- 下方九块头骨

上颌骨、腭骨、下鼻甲、颧骨、泪骨、鼻骨、下颌骨，32颗牙齿则被视为功能性的单一体，最后加上犁骨，上面附有27组肌肉，等于共有3^3块肌肉。

我们知道能量的第一层是以3为基准的，与天的能量有关，属阳，就像头颅在人体上是最高的位置，也就是极阳。此外，人体的物质与精神养料（口、鼻、脑等）的预热工作，有一部分正是从头部开始的。

总之，头部只有阳经，而无阴经。

因此这是一个三元性系统，它与天的能量有关，负责预热工作。如此一来，我们可试着将外三焦的能量系统与之连系起来，因为外三焦有同样的特点，结果如下：

- 外上焦与头颅上层3^2块肌肉有同功关系。
- 外中焦与头颅中间层3^1块肌肉有同功关系。
- 外下焦与头颅下层3^3块肌肉有同功关系。

结果形成了下图的三角形：

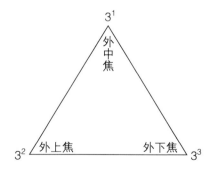

二、内三焦

如果进一步研究躯干的肌肉关系，我们会发现：

- 一组负责发声与吞咽功能的 27 块肌肉，即 3^3 组肌肉，它们构成了一个真正的上部膈膜。
- 一块位于中央的有三联体的肌肉，即 3^1，这 3 叶瓣构成了横膈膜。
- 会阴肌组是下部膈膜，共有 9 块肌肉，即 3^2。

我们知道内三焦与下部属阴、地的能量有关，肌肉的三个阶层就在头颅外三焦下方。此外，相对于四肢而言，躯干的确在正中央。且躯干内部有三层膈膜，它们可说是中心的中心。相对于另外两层膈膜而言，横膈膜位于中间的位置，是它们的接合处，它参与身体的一切功能。

这个系统看上去与内三焦类似，因此我们可将这些关系视为：

- 内上焦与上部 27 块发声及吞咽肌肉构成的膈膜有同功关系，即 3^3 组肌肉。
- 内中焦与中央一块三联体肌肉构成的横膈膜有同功关系，即 3^1 肌肉。
- 内下焦与下部 9 块会阴肌构成的膈膜有同功关系，即 3^2 块肌肉。

可用下面的三角图形来表示：

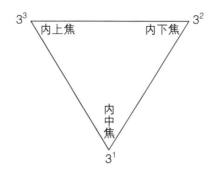

三、综述

若我们在同一张图上画出象征内、外三焦的两个三角形，我们会发现 3 的力量：

- 左旋方向的连续数字 1.2.3　1.2.3
- 内上焦 3^3 和外下焦 3^3 之间的对立关系
- 内下焦 3^2 和外上焦 3^2 之间的对立关系
- 内中焦 3^1 和外中焦 3^1 之间的对立关系

它们位于中心，可说是一个反向轴。

从这些假设中，我们可试着去分析整骨医生所描述的那些：

- 基础呼吸关系到脑脊液在整个身体上的分布情况。
- 第二次呼吸关系到肺膈式呼吸。耐人寻味的是，在外三焦部分有一个大头颅泵，而内三焦部分则有第二次呼吸的发动机。因而我们可以将这些关系建立起来：
  - 外三焦与基础呼吸，两者有同功性质。

— 内三焦与第二次呼吸，两者有同功性质。

这两种呼吸之间的关系，就像外三焦与内三焦之间的关系。

有一点需要加以说明：在传统中医里，脏与腑只被视为功能的载体。同样的，头部外三焦与肌肉内三焦也理所当然地只是它们分布式呼吸的载体。

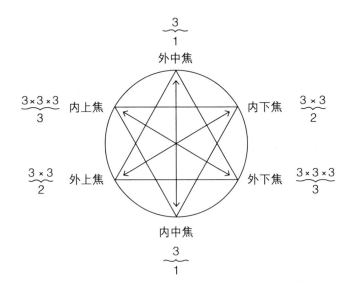

第二节　对第二层的研究

一、就骨骼而言

在这个系统里，脊柱有：

- 介于寰椎与第四尾椎之间的 32 个双关节突，即 64 个关节突。
- 23 个椎间盘。

我们会在后续章节里进一步讨论这两种形式，对于它们的分析能让我们了解生成器的一些关系。

二、就肌肉而言

横突棘肌理应与生成器（以八为基准）有关。由 23 个斜肌束所组成的横突棘肌在每个横突上有八个附着点。

第三节　对第三层的研究

第一层的解读之钥所带来的发现有很大的意义，我们可将之运用到脊柱整体上，并检验它的正确性。

一、"外三焦"之钥（天六气）

（一）理论架构

"外三焦"之钥是从上向下的，也就是：外上焦 −2，外中焦 −1，外下焦 −3。假使我们将之运用到脊柱的 36 个椎骨上，并以下面的方式来组合：

- 筛骨与蝶骨：外上焦编码 2 的组别。
- 枕骨：外中焦编码 1 的组别。
- C1.C2.C3（第 1、2、3 颈椎）：外下焦编码 3 的组别。

（译者注：C 代表颈椎，D 代表胸椎，L 代表腰椎，S 代表骶骨，Co 代表尾椎，以下同）

接着只要继续这样的编码，便可得出图表 2。

集合 2.1.3. 本身代表一个单元，由此在脊柱的整体上得出了六大单元 2.1.3.，即：

6×（2+1+3）=36，也就是说（2+1+3）×（2+1+3）。

（二）实际架构

实际架构是这样的：

- 12 块位于中央的胸椎，因而形成一个单元，即外中焦的编码 1。

这 12 块胸椎四周包围着：

- 7 块颈椎
- 5 块腰椎

也就是说 12 块椎骨分置于两层，即外上焦的编码 2。

图表 2

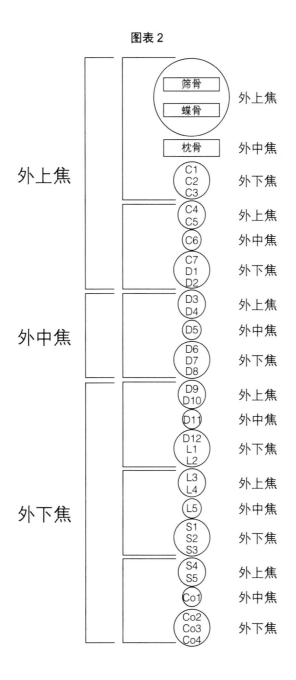

第二章 躯干骨骼能量生成系统

- 12 块颈椎与腰椎本身则被三层的 12 块椎骨所包围，即外下焦的编码 3。
- 3 块颅椎
- 5 块骶椎
- 4 块尾椎

因此，我们发现：

- 在整条链尽头的外下焦从不会被其他东西激活，却总是会激活他者。

  确实，三焦拥有一个阳的能量，因此活动的方向是从外围朝向中心的。
- 36 块椎骨形成了外围功能，就像《易经》里属于小阴的 36 卦。

此一整体带来了图表 3 的结果。

就同功的性质而言，我们得出：

- 外上焦对应 12 经筋。
- 外中焦对应 12 正经。
- 外下焦对应 12 经别。

然而，根据我们得到的解读之钥，外上焦有二元性，外中焦有单一性，外下焦有三元性。因此，

- 12 块胸椎对应的是 12 正经（外中焦 1）。
- 7 块颈椎和 5 块腰椎对应的是 12 经筋（外上焦 2）。
- 3 块颅椎、5 块骶椎、4 块尾椎对应的是 12 经别（外下焦 3）。

我们已知道 12 经的昼夜大循环：心、小肠、膀胱、肾、心包等等。若将之运用到经别、正经、经筋这三层上，便可得到图表 4 的结果。

图表 3

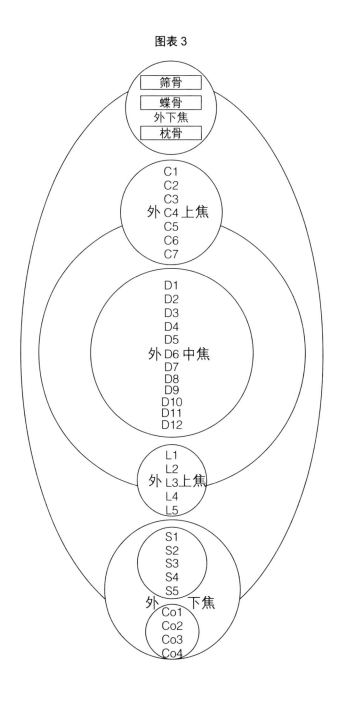

第二章 躯干骨骼能量生成系统

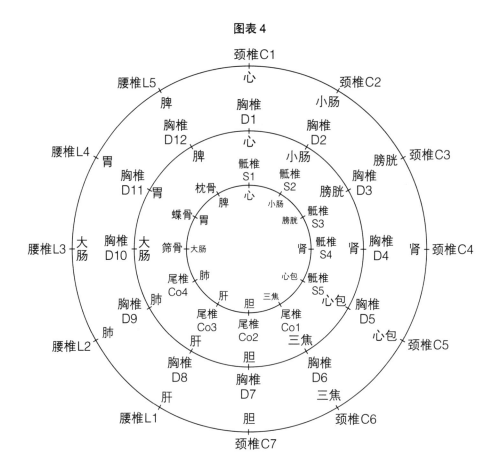

图表 4

二、"内三焦"之钥（地五行）

同样地，我们利用"外三焦"之钥为 12 经筋、12 正经和 12 经别下了定义，"内三焦"之钥也应该能让我们为地五行下定义。首先，我们要知道下列三点：

- 3 块颅椎仅属于"外三焦"的范围，并不属于"内三焦"之钥。
- C3 在针灸上是和"语言"有关的一块椎骨，而且位于膈膜的膈神经

（内中焦）的部位，它所代表的是能帮助我们解读系统的第一块椎骨。

当我们研究内部功能时，应从中心开始编码：

1）内中焦 =1　　2）内下焦 =2　　3）内上焦 =3

我们可以按下列的方式来分组：

1）C3　　　　　2）C4 和 C5　　　3）C6、C7、D1 等

得出图表 5。

我们会发现：

- 由 6 块椎骨所构成的五大单元（1.2.3.）由此显现。
- C1、C2 和 Co4 不包括在内。由于这 3 块椎骨为三联体，因此应更接近三焦相火（第一层的天线）的功能。
- 在每一个单元内，一共有 5 块椎骨（2+3）。

因此，C3、D2、D8、L2、S3 并不包括在五块椎骨之中，也不属于这种架构，和心包不能被包括在 11 个脏腑里的情况相同。因而 C3、D2、D8、L2、S3 这五块椎骨应更接近相火的心包。

(一) 运用于脊柱的五行纵向循环

见图表 6. 我们刚才了解到 5×5 块椎骨的系列以及 3 块三焦的椎骨，因此我们应该可以将它们套用到相生周期（木、火、土、金、水）的循环上。

我们知道 Co4 有一个相火的方向。

- 第一个单元 Co3、Co2、Co1、S5、S4（上覆于 Co4）对应火，相火本身则与中心的大火有关。
- 第二个单元 S2、S1、L5、L4、L3 应该对应土。
- 第三个单元 L1、D12、D11、D10、D9 应该对应金。
- 第四个单元 D7、D6、D5、D4、D3 应该对应水。
- 第五个单元 D1、C7、C6、C5、C4 应该对应木。

在这里，我们是从下方的 Co4 出发，而非 C1、C2，因为我们研究的是上行中心的阴功能，而 12 经的阳循环为下行的方向。

我们也知道，从五行来讲，真正的初始是从北方开始，也就是说阴暗且看不到的地方（正如尾骨和骶骨隐藏之处），这时出现了第二个循环。

- 对应于第一个单元的是水。
- 对应于第二个单元的是木。
- 对应于第三个单元的是火。
- 对应于第四个单元的是土。
- 对应于第五个单元的是金。

我们发现这个新的循环会抑制第一个循环，也就是说会控制第一个循环。事实上，第一个单元对应火（第一个循环）和水（第二个循环）。

图表5

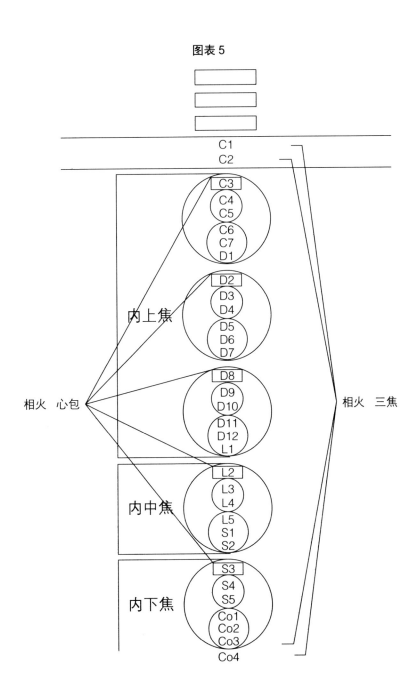

第二章 躯干骨骼能量生成系统

图表6

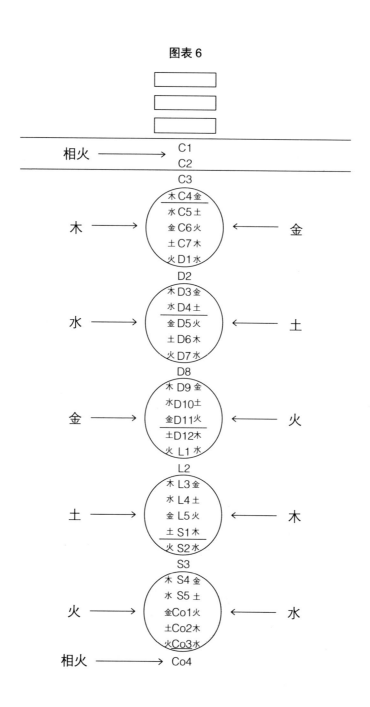

人体三维卦

然而，水会抑制火，接着木会抑制土，等等。就这个现象来看，它在脊柱上形成了一种平衡状态。就每个单元来看，理论上我们应可看到与这个研究的整体层面同样的架构。

因此，我们可以把同样的编码套用在构成每个单元的五个椎体上，共有五大单元：

- Co3 应有火－水的方向。
- Co2 应有土－木的方向。
- Co1 应有金－火的方向。
- S5 应有水－土的方向。
- S4 应有木－金的方向。

如此一来，我们便可为所谓的"本"椎骨下定义，也就是说，在火－水的第一个单元中，比如有 Co3 负责火－水的方向，则 Co3 理应是所属单元中表现最强烈的椎骨。

这五块"本"椎骨为：

- Co3 火－水
- S1 土－木
- D11 金－火
- D4 水－土
- C4 木－金

要知道，从《易经》而言，有了 28 个卦，便可对内部功能进行分析，和此处的 28 块椎骨是相同的情形。

(二) 五行的横向循环

图表 7 的两条双纽线中出现了横向循环。

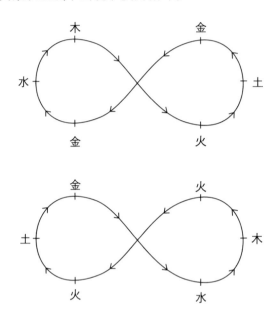

针灸师们会发现两个循环之间所存在的关系，以及躯干上背俞穴的排列情形：

(1) 肺的背俞穴：肺俞，位于 D3 和 D4 之间。在 D3 到 D7 的水－土单元中，是从金到金穿过双纽线中心的通道。

(2) 心包的背俞穴：厥阴俞，位于 D4 和 D5 之间。依然是在第二个单元之中，经过中心从木到火的另一个通道，木可说是为第三个单元金－火的火带来了上方的相火。不过厥阴还是附属于肝（木）和心包（相火）。

(3) 心的背俞穴：心俞，位于 D5 和 D6 之间，是从相火到火的通道。

(4) 脾的背俞穴：脾俞，位于 D11 和 D12 之间。

（5）胃的背俞穴：胃俞，位于 D12 和 L1 之间。

这两个腧穴通过第一、第二条双纽线两个土的连结轴。我们注意到它们属于内中焦，位于两条双纽线的中心，其中 D11 处于 D5 和 L5 之间正中的位置。

（6）肝的背俞穴：肝俞，位于 D9 和 D10 之间。

（7）胆的背俞穴：胆俞，位于 D10 和 D11 之间。

这两个穴位属于内中焦，如同脾和胃一样也属于中央的第三单元。尽管如此，第一和第二条双纽线两个木的连结轴位比土－土轴的位置更高，因此肝和胆的背俞穴在脾与胃的背俞穴之上。

（8）三焦的背俞穴：三焦俞，位于 L1 和 L2 之间。

这个腧穴有如外三焦的天线，也就是中心的天线，与 D8 D9 相对称。三焦俞可说是一个大中心，而脐轮就 D11 的位置来看，就在这个大中心里。它也是肝、胆、脾、胃这四个背俞穴的中心点。

（9）肾的背俞穴：肾俞，位于 L2 和 L3 之间。

这个腧穴经过第一、第二条双纽线两个水的连结轴，处于 D4 水－土（"本"椎骨）与 Co3 火－水（另一个"本"椎骨）之间正中的位置。

（10）大肠的背俞穴：大肠俞，位于 L4 和 L5 之间。

在 L3 到 S2 的土－木单元里，从金到水，穿过双纽线中心通道。

（11）小肠的背俞穴：小肠俞，在 S1 部位。

同样是在这个第四单元中，从火到火，穿过双纽线中心的通道。

（12）膀胱的背俞穴：膀胱俞，在 S2 部位，也是从金到水的这个通道（见图表 8）。

图表7

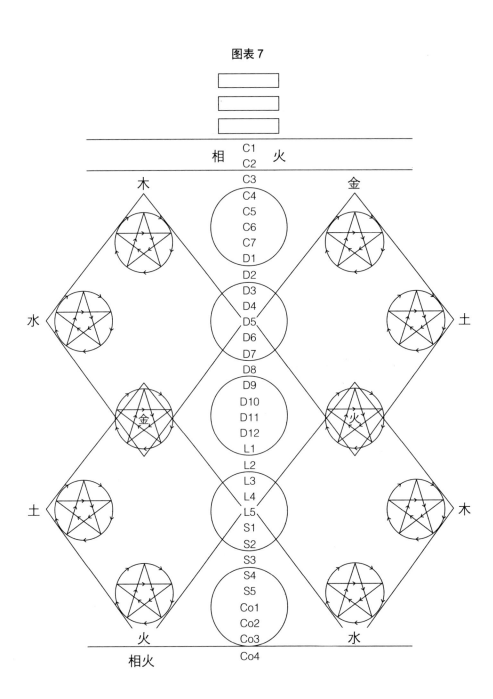

人体三维卦

图表 8

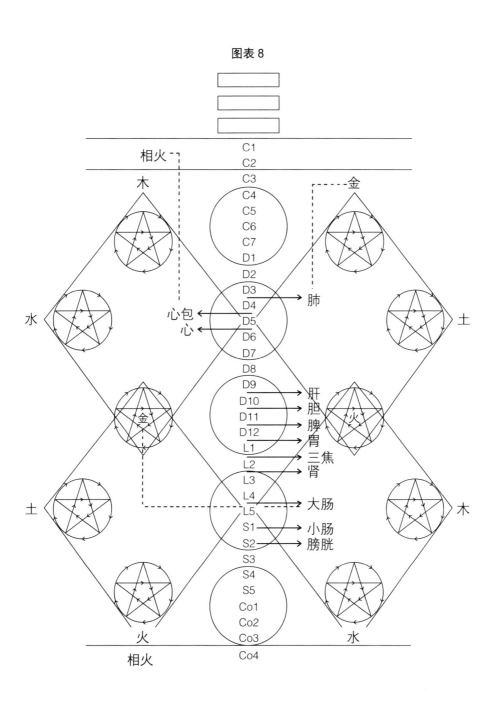

第二章 躯干骨骼能量生成系统

三、第三层两系统综述

由此,我们在第三层的两个系统上得出了一个假设,它的合理性有待检验。

就解剖学的角度来看,一个椎骨是由前面的椎体和后面的椎弓定形的。我们已经知道,每个椎骨分别对应一条经别、正经或经筋,同时也分别对应木、火、土、金、水。

就能量而言,我们知道阳相当于背面,对应 12 经的能量(天);而阴相当于正面,对应 11 个脏腑的能量(地)。而到目前为止,我们研究的是肉体上的一个系统,也就是说,我们可以去考虑能量与结构之间存在一个反转性,进而去分析它。

因此,除了反转的现象以外,正面的结构(即椎体)对应的理应是天的能量,即阳的 12 经;而背面的结构(即背面的椎弓)对应的是地的能量,即 11 个脏腑。

我们要记得椎体呈现的是一个圆形,就像天;而椎弓则呈现方形,就像地。它们整体包含在一个三角形中。

图表 9 显示了左边的脊柱中有 12 经的关系,右边的脊柱里有五行的关系。我们发现 12 个椎骨有五行元素配合经脉的一个方位,如下表所示。

C6	三焦	金	火	C7	胆	土	木
D1	心	火	水	D4	肾	水	土
D5	心包	金	火	D9	肺	木	金
D12	脾	土	木	L3	大肠	木	金
L4	胃	水	土	S2	小肠	火	水
CO1	三焦	金	火	CO2	胆	土	木

人体三维卦

图表 9

大肠	筛骨		
胃	蝶骨		
脾	枕骨		
心	C1		
小肠	C2		
膀胱	C3		
肾	C4	木	金
心包	C5	水	土
三焦	C6	金	火
胆	C7	土	木
心	D1	火	水
小肠	D2	相火	
膀胱	D3	木	金
肾	D4	水	土
心包	D5	金	火
三焦	D6	土	木
胆	D7	火	水
肝	D8		
肺	D9	木	金
大肠	D10	水	土
胃	D11	金	火
脾	D12	土	木
肝	L1	火	水
肺	L2		
大肠	L3	木	金
胃	L4	水	土
脾	L5	金	火
心	S1	土	木
小肠	S2	火	水
膀胱	S3		
肾	S4	木	金
心包	S5	水	土
三焦	Co1	金	火
胆	Co2	土	木
肝	Co3	火	水
肺	Co4		

第二章 躯干骨骼能量生成系统

而其他 13 块椎骨似乎并不符合这样的条件。我们会发现有下列的存在关系：

- 在这 13 个椎骨之中，两个最外围的椎骨之间有一个反转现象。

也就是： C4   肾   <u>木</u>   金

          Co3   肝   火   <u>水</u>

- 两块最中央的椎骨之间有一个反转现象，但与前者的方向相反。

也就是： D10   大肠   水   <u>土</u>

          D11   胃   <u>金</u>   火

- 下列的最后两个椎骨有相同的方位：

         C5   心包   水   土

         S5   心包   水   土

这三个发现可用五角星来呈现：

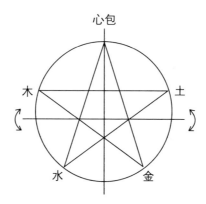

接下来，结合同样是最靠近末端的椎骨来看，我们会发现如下的关系：

D3	膀胱	木	金	⎫ 而介于金与木之间有水，
S4	肾	木	金	⎭ 水是属于肾-膀胱的元素。
D6	三焦	土	木	⎫ 而介于木与土之间有火，
S1	心	土	木	⎭ 火属于心和相火的三焦。
D7	胆	火	水	⎫ 而介于水和火之间有木，
L1	肝	火	水	⎭ 木是属于肝和胆的元素。

最后是一个单独的椎骨：

L5	脾	金	火	⎫ 而介于火和金之间有土， ⎭ 土是属于脾的元素。

以上四点可用下图来显示：

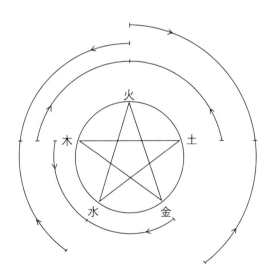

这些发现可引出每块椎骨有三个方位的概念。以L5为例：

- 若L5的上关节突是阳－天的形式，则会有金的方位（第一个循环）。

第二章 躯干骨骼能量生成系统

- 若下关节突是阴－地的形式，则会有火的方位（第二个循环）。
- 若天－地之间的万物是椎骨本身，则会有土的方位。

第四节　32 个关节突与 23 个椎间盘的架构

考虑到生成器方面，它似乎有两种系统：

1. 一个自动调节的内部系统，它存在于各奇经八脉的能量之间，也可说是生理学上的内分泌腺。这些能量依 64 卦的排列而互相牵制。

2. 一个从奇经八脉而来的生成系统，因而产生了第三层的 23 个构件（11 个脏腑与 12 条经）。

在椎骨方面，我们有 64 个关节突，以及 23 个椎间盘。它们形成了机械性的三角椎，也就是一个三角形。我们可以想象，两个关节突连结到椎间盘，好像要给予它生命，而椎间盘本身则使硬结构的椎骨得以诞生。凡是硬的物质都是从软的物质之中诞生，正如刚硬的大树是来自于柔软的树苗。

现在我们可从这个整体中得出以下结论：

1.64 个关节突会根据《易经》描述的规律，配合我们对第三层确定的编码而自动调节。

2. 对 23 个椎间盘的解读：23=11+12。然而，就脊柱而言，我们发现在 D1 和 D12 之间有 11 个椎间盘，且从 C2 到 D1 以及从 D12 到 L5 有 12 个椎间盘。由此我们得到了 11 个阴的内部功能，数字 12 代表的是阳的外围功能。

我们知道每个硬结构（椎骨）的编码，理论上椎骨是由椎间盘所生成。如此一来，椎间盘的编码便可以图表10来呈现。

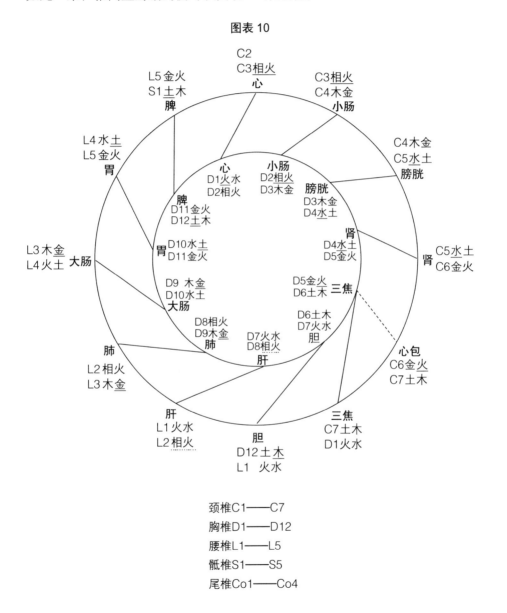

颈椎C1——C7
胸椎D1——D12
腰椎L1——L5
骶椎S1——S5
尾椎Co1——Co4

第二章 躯干骨骼能量生成系统

生成的方向与顺序可由图表 11 和图表 12 来表示。

- 图表 13 所代表的生成系统继而产生了 11 个脏腑的大循环。

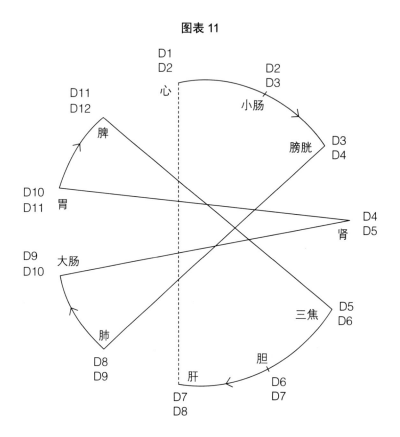

图表 12

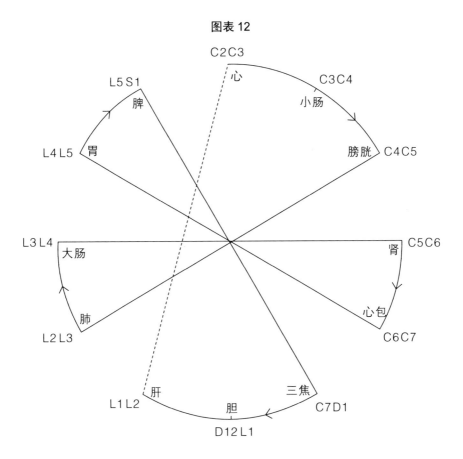

第二章 躯干骨骼能量生成系统

图表 13

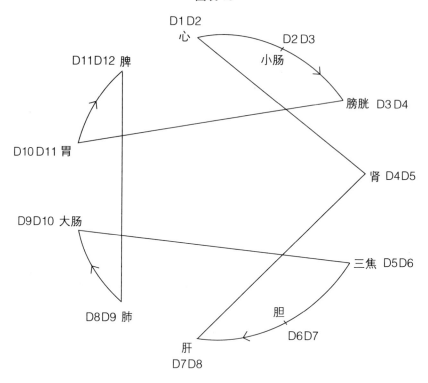

我们要记得最后的这个循环是由 23 个椎间盘的生成而来，这是一个过渡阶段，而且不会从它们所属的各层中直接进行。考虑到被生成后的对称性，我们只需将它套用在第二层上，它就像种子里所含的潜在力量。

第五节　躯干的横向结构

有了"外三焦"这个钥匙，我们在 36 个椎骨整体上发现了下列结构：

- 外下焦 −12 经别，对应 3 块颅椎、5 块骶椎及 4 块尾椎。
- 外中焦 −12 正经，对应 12 块胸椎。

- 外上焦 –12 经筋，对应 7 块颈椎和 5 块腰椎。

就横向来看，它有着与纵向相同的结构，所以我们不再会觉得讶异了。

- 纵向和横向有着共同的分母（同一中心），即外中焦的 12 块胸椎。
- 由于纵向的 7 块颈椎和 5 块腰椎包围着 12 块胸椎，在横向我们可看到 7 根真肋骨和 5 根非真肋骨（其中 3 根为假肋，两根为浮肋）。
- 由于 3 块颅椎、9 块骶椎和尾椎与其他椎骨相比有较为晶化的结构，因此前面胸骨的结构为：
- 胸骨柄与 3 块颅椎有关。
- 胸骨体与骶骨有关。
- 剑突与尾骨有关。

因此得出下述关系：

- 外下焦 –12 经别对应胸骨。
- 外中焦 –12 正经对应 12 块胸椎。
- 外上焦 –12 经筋对应 12 根肋骨（见图表 14）。

我们可引用琼·皮耶·奎利亚尼（Jean-Pierre Guiliani）在骨骼结构的能量解读上的研究成果，作为本章对骨骼研究的结论。他的研究成果在实际的应用上非常有效。[1]

读者可从这两个角度切入的研究中建立起一座互通的桥梁，来更好地了解阴中有阳、阳中有阴的道理。

---

[1] 见作者论文：L'énergétique acupuncturale et ostéopathique du Yiking au corps humain.（暂译：《从〈易经〉到人体的针灸与正骨能量疗法》）

图表 14

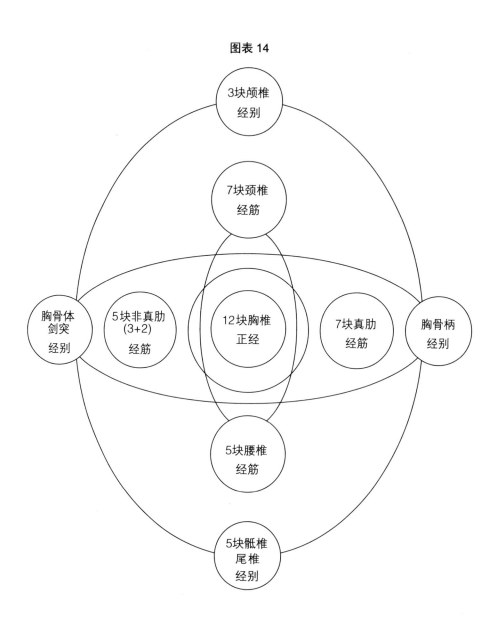

人体三维卦

第三章　躯干的肌肉能量系统

第一节　简介

躯干的肌肉可以这样来描述：

1. 下部肌群

（1）背面下部的肌肉：腰棘肌群附着在腰前凸部位，越往上到背中段区域就越小。

（2）正面下部的肌群是腹肌群。

2. 上部肌群

（1）背面上部的肌群：颈夹肌群附着在颈前凸部位，越往下到背中段区域就越小。

（2）正面上部的肌群指的是椎前颈肌群。

3. 从脊柱往腹带的肌群。

4. 外围的 12 组三联式肋间肌群。

而就能量方面，第三层部分有：

1. 11 个属阴的脏腑对应下部、深层。

2. 12 条属阳的正经对应上部、表层。

3. 12 条经别将深层连接到表层。

4. 12 条经筋为最表层。

因此我们可建立起一种同功的关系：

- 下部属阴的肌群对应属阴的 11 个脏腑。
- 上部属阳的肌群对应属阳的 12 正经。
- 连结脊柱与腹带的肌群（从深层到表层）对应将脏腑和 12 正经连结起来的 12 经别。
- 12 组三联式肋间肌群对应 12 经筋。

在下一章里，我们会针对这四个假设加以分析，以确认其合理性。但在此之前，我们要再次讨论结构与能量之间的反转性。

就能量方面来看，阳相当于背面，阴则相当于正面。

背面的肌群主要负责静态的职能，由运动神经元来下达指令。此外，这些肌群有一种倾向，即以纤维组织来取代它们以肌原纤维组成的重要组织，以便能将阴被动的能量发挥到极限。因此，它们理应对应阴的能量结构。

反之，正面的肌群主要负责动态的职能，但只有在进行大动作的活动时才会真正需要它们。因此它们理应对应阳的能量结构。

第二节 脏腑肌肉结构

这一部分的研究将会是我们整体解读肌肉系统的关键所在。

一、躯干的脏肌群

这些在下部与背部的肌群对应腰间肌,有 6 组。它们的主要特性可引出下列几点假设:

- 横突棘肌对应心。这组肌肉有四重性,因为四组肌束有明显的区别。它们是短片肌束、长片肌束、短棘肌束、长棘肌束。
  它和心一样是中心。记得在《河图》里,心是第一个中心。

- 背最长肌对应肾。这组肌肉有双重性,一为内肌束,一为外肌束。
  最长肌是骨骼的固定器,它将肋骨固定在横突上。它比腰髂肋肌更处于内部,因此为最大的阴。

- 腰髂肋肌对应肺。腰髂肋肌和肺一样有双重性,由两束下部肌束(上部对应相关的经脉)所组成。它和肺一样对应阳的能量(最外),一样机械性地、完全作用于呼吸。

- 小锯肌层对应肝。它们和肝一样以四为基准,附着在上四个与下四个肋骨上。和肝一样,它们处于重新转向的状态。

锯肌群的筋膜最初是以肌肉纤维将上后侧与下后侧肌连结在一起,而现在筋膜由一片薄薄的筋膜片所构成,如此一来便凸显了四束锯肌束。

- 棘肌对应脾。它属于中心的肌肉,因为它只附着在棘突上。

此外，从肌肉的机械原理上来看，它对应的是横膈膜，就像脾本身对应的是内中焦。

- 背阔肌对应心包。背阔肌大面积分布，是最外围的脊柱肌肉，而且覆盖并综合了其他的肌群。

此外，就纯脊柱的性质来看，似乎它不可能到臂部，而它却是唯一一个终端在臂部的肌肉。

- 内三焦的天线是外三焦，理应对应三组肌群：肋提肌、横突间肌、棘间肌。

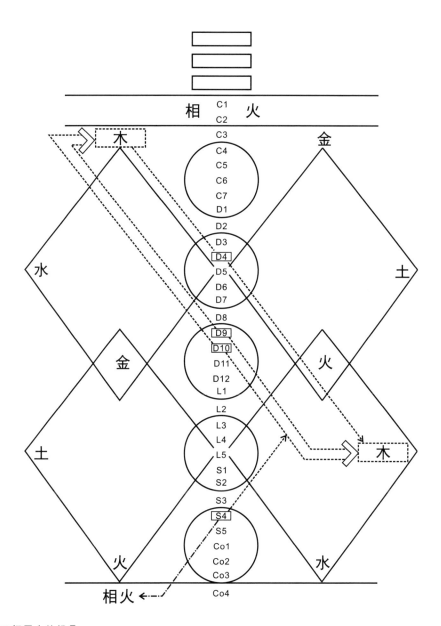

五行属木的椎骨：
　　D4-肝、心包的本源椎骨
　　S4-胆的本源椎骨
　　D9-肝的经别椎骨
　　D10-胆的经别椎骨

第三章　躯干的肌肉能量系统

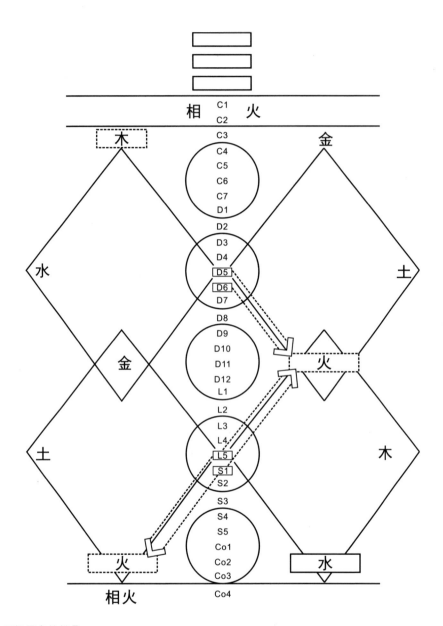

五行属火的椎骨：
　　D6-心的本源椎骨
　　L5-小肠的本源椎骨
　　D5-心的经别椎骨
　　S1-小肠的经别椎骨

人体三维卦

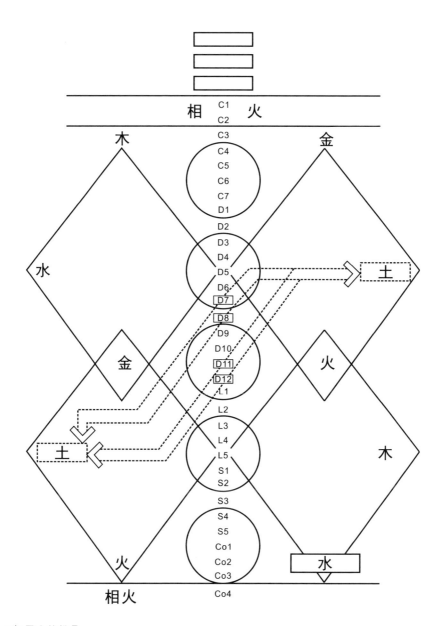

五行属土的椎骨：
        D7-脾的本源椎骨
        D8-胃的本源椎骨
        D11-脾的经别椎骨
        D12-胃的经别椎骨

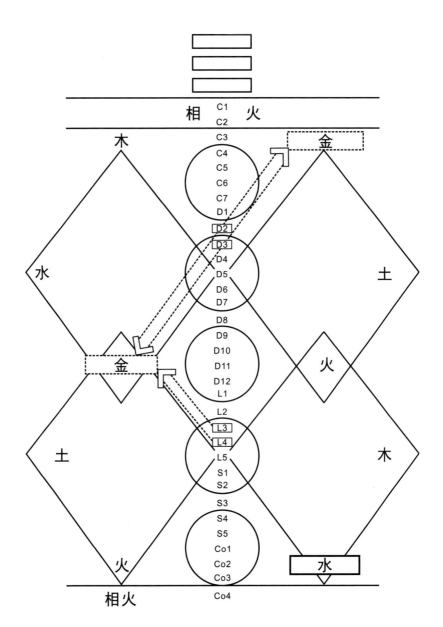

五行属金的椎骨：
　　　　D2-肺的本源椎骨
　　　　L3-大肠的本源椎骨
　　　　D3-肺的经别椎骨
　　　　L4-大肠的经别椎骨

人体三维卦

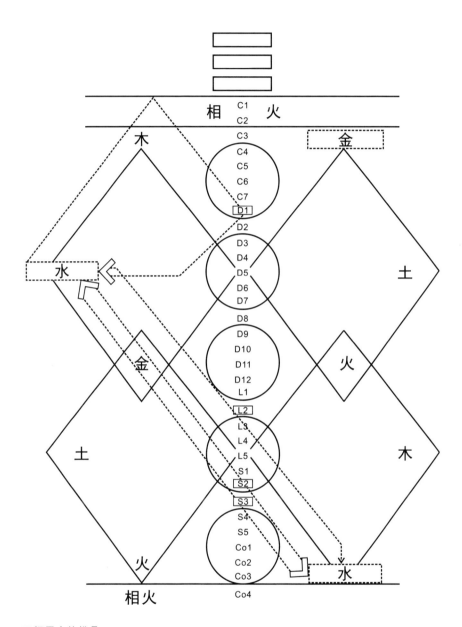

五行属水的椎骨：
D1-肾的本源椎骨
S3-膀胱的本源椎骨
L2-肾的经别椎骨
S2-膀胱的经别椎骨

第三章 躯干的肌肉能量系统

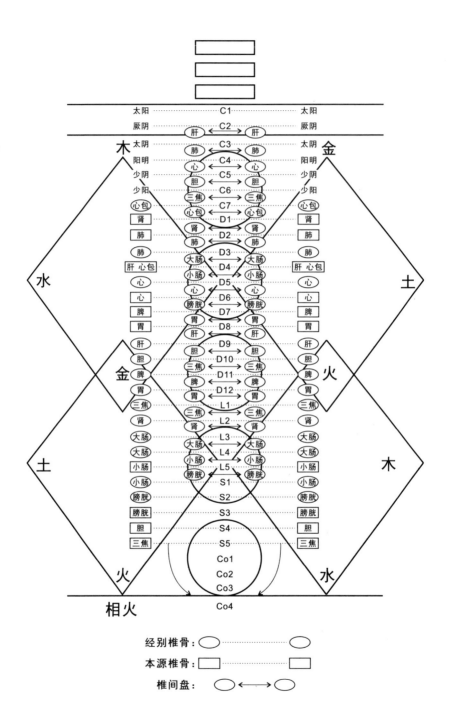

人体三维卦

二、躯干的腑肌群

相关肌群对应的是腰棘肌，也就是腹肌和腰方肌。

- 腰方肌理应对应大肠。躯干正面的这块肌肉处于最深层，就像大肠依河图来看是第一个阳中心。由于它位于脊柱前方，并且有腹横肌附着的筋膜将它与脊柱分开，因此可被视为正面的肌肉。
- 腹横肌理应对应胃。这块腹部的肌肉直接关系到横膈膜（内中焦）。它以六个指状（2×3）纤维与横膈膜的纤维咬合在一起。不仅如此，就河图来看，胃是继大肠之后的第二个出现的阳中心。而腹横肌是最深层的腹肌，且从腰方肌的角度来看，依然是在前方。
- 腹内斜肌理应对应小肠。这块肌肉附着在最后四根肋软骨上。它和横突棘肌一样以四为基准，后者对应属火的心；而小肠也属火。此外，就肝的肌肉（锯肌群）来看，心脏肌肉处于深层（横突棘肌），甚至比腹外斜肌（胆）来得更深层。
- 腹外斜肌理应对应胆。这块肌肉附着在后八根肋骨上。它以四为基准，就像对应肝、属木的小锯肌群也附着在八根肋骨上一样，而胆也属木。此外，腹外斜肌的纤维与前锯肌的纤维交错在一起，而前锯肌对应的正是胆的经别。
- 腹直肌理应对应膀胱。这是最表层的一块腹肌，位于中央，呈竖状，它的纤维与胸大肌的纤维交错在一起。我们稍后会了解它对应的是膀胱经别的方位。

第三节 躯干外围经脉的肌肉结构

这些肌群从我们研究的脏腑肌肉层开始依序就位，而经脉只是脏腑的表层天线，因此可说它们是脏腑肌肉的延续。

在了解了上述的内容之后，我们知道对脏经脉而言，上部的肌肉对应颈棘肌，而对腑的经脉则是颈前肌。

一、背面

- 突棘肌的上肌束群理应对应心经。
- 腰髂肋肌的上肌束群理应对应肺经。
- 颈最大肌（对某些解剖学家来说是背最长肌的延伸）理应对应肾经，而且颈最大肌形似肾的腰子形状。
- 斜方肌理应对应心包经。斜方肌和背阔肌一样是外围与表层的肌肉。

二、正面

- 颈长肌的纵向纤维理应对应膀胱经，关系到腹直肌，后者也呈纵向。这两组肌群的附着以三为基准，腹直肌附着在第五到第七肋骨的三根肋弓上，而三组筋束则沿着颈部来到C2、C3和C4上。
- 头长肌理应相对于小肠经，与腹内斜肌有关。两组斜肌一在上，一在里，以四为基准，腹内斜肌附着在最后四根肋软骨上，头长肌则靠四组肌腱附着在C3、C4、C5、C6上。
- 沿着颈部的下外斜肌束和上外斜肌束理应对应胆经，它们与颈长肌有关。

理论上我们应该可以在前面找到大肠经和胃经的对应肌群。然而，从解剖学上来看，它们唯一可能的对应关系是头半棘肌和头最长肌。为了确认这一点，我们应考虑到阳明经的特殊性。阳明经这个枢纽是唯一一条阴阳平衡的配对正经，就河图来看，两个阳中心出现在其中。

因此得出：

- 胃经理应对应头半棘肌，与腹横肌有关。
- 大肠经理应对应的是头最长肌。腰方肌本身则对应斜向上和向里的方向。就阴阳的法则来看，由于我们已讲到后部，所以发现最长肌的斜向相反方向（向上与向外）乃属正常。
- 肝经理应对应头夹肌，后者是我们所讲到的最后一块大块肌。
- 三焦经理应对应横突间肌、棘间肌和头侧直肌。

棘肌未出现在颈部，且看似已被集中压缩成四种形状的肌肉：头上斜肌、头下斜肌、头后大直肌和头后小直肌。因此这四组肌肉对应脾。

第四节　躯干经别的肌肉结构

我们先前提到过从脊柱向末端组织的连接，如经别将深层和表层之间连接起来。

而当我们检视这些肌肉时会发现，如果它们分别走向腰间带，根据我们发现的解读之钥，也可以说它们是从外围（颈椎、12 经脉、锁骨和肩胛骨）向深层发展的。也就是说，颅骨对应外三焦，肋骨通过呼吸来对应内三焦。

我们接下来要列举的躯干经别肌肉也因此是位于躯干上部的。

相关的肌肉为胸大肌，它带有三组主肌群（上、中、下）：三联性斜角肌群，前斜角肌、中斜角肌、后斜角肌、胸锁乳突肌、背阔肌、肩胛提肌－菱形肌－斜方肌三者形成功能性一体，与前锯肌共同起作用，使肩胛骨向上回旋。

我们或许会对这些肌肉的三联性感到奇怪，但要记得，经别将表层的能量传到深层。这一般从合穴出发，若出发点为阴经，则会回到配对的阳经；若出发点为阳经，则回到阳经。阴经经别貌似有双重方位，因为它又回到阳经的部位，亦即三分之二的阴对三分之一阳的法则。

由于这些肌肉有三联性，因此我们可以找到阴经经别和阳经经别的相对方位，且在单一肌肉内统一成一个方位。

肺、大肠经别理应对应斜角肌（起呼吸作用的肌肉）。附着在第一根肋骨上的前与中两肌束对应的是肺经别，附着在第二根肋骨上的后肌束则对应大肠经别。

就后面的部分，有三组肌肉形成一体，其功能是使肩胛骨上回旋：

- 先前提过，斜方肌有心包经的方位。但由于它的三联性，理论上应有三焦经别的方位。有一点要注意：这组肌肉是附着在对应外中焦的枕骨部上的。
- 肩胛提肌理应对应心。

人体三维卦

- 菱形肌理应对应小肠。

现在找出属于火的三个元素，即心、小肠、三焦。

- 背阔肌附着在上臂，代表五行中的相火，即心包（心包并非是一个结构性的脏腑，而背阔肌也不是一块仅仅属于脊柱的肌肉），因此理应有心包经别的方向。
- 斜方肌和背阔肌应有一个双重的方位，并对应相火的肌肉，这是因为三焦和心包并非脏腑。
- 胆和肝经别理应对应前锯肌。后者的纤维与腹外斜肌（胆脏腑的方位）交错在一起。上部两侧肌束对应肝经别，下部肌束则对应胆经别。
- 肾和膀胱经别理应对应胸大肌。胸大肌与腹直肌（膀胱脏腑的方位）附着在一起，上部两组肌束对应肾经别，下部的肌束则对应膀胱经别。

我们要注意，这时又出现了一个上下反转的情形，阴脏经别变成在上部，而阳腑经别在下部。

在这一个整体中，只剩下一组肌肉，也是人体最美的一组肌肉，它专用于动力上：胸锁乳突肌。它对应的是最后一个元素——土，亦即胃和脾经别。这组肌肉有几个特殊点：

- 表层三块斜向的肌束理应对应脾，纵向的肌束（锁乳突肌）则对应胃。
- 脾处于最中心，比胃更阴。胸骨之于锁骨以及枕骨之于颞骨也是同样的情形。因此，更具有特性且竖向的锁乳突肌理应对应胃。

第五节 经筋的肌肉

前面讲过,经筋对应12组肋间肌,后者各由三片组成,排列在较明显三层肌肉上(外肋间肌、中肋间肌和下肋间肌)。现在我们又看到了这种三联体的概念,而经筋的能量是以3×3的方式来运作的(见图表15)。

图表15

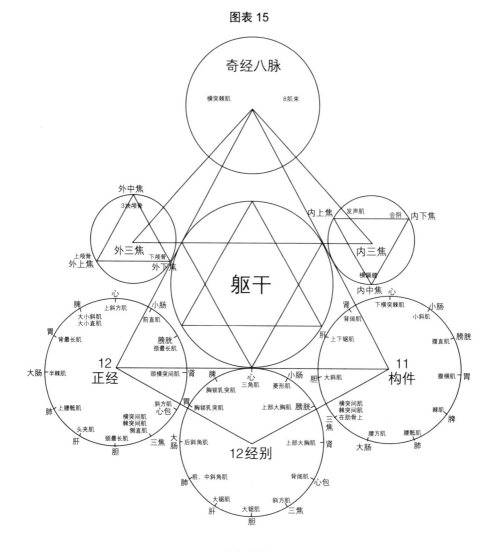

人体三维卦

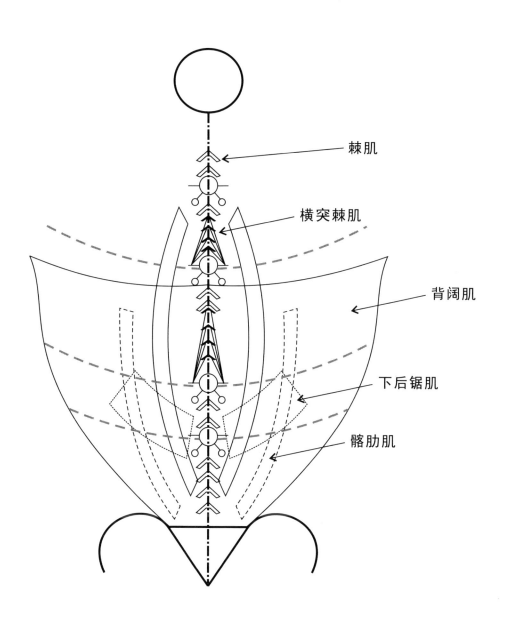

第三章 躯干的肌肉能量系统

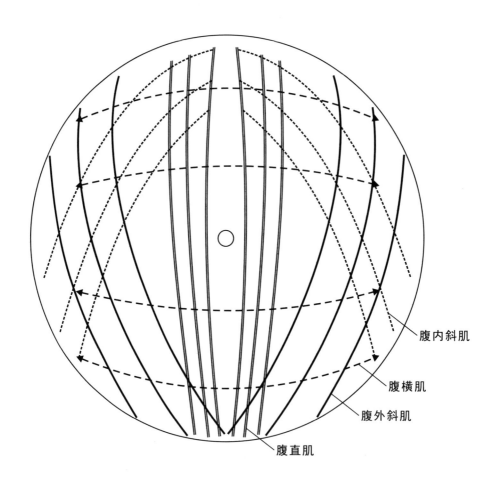

人体三维卦

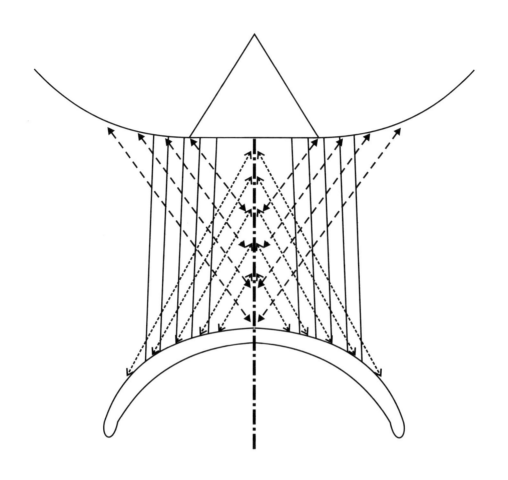

第三章 躯干的肌肉能量系统

➢ 第二层
- 与奇经八脉有同功关系的有：64 个关节突与 23 个椎间盘。

➢ 第三层
- 与 11 个脏腑与 12 经有同功关系的有：33 个椎骨，分成：
    - 7 块颈椎
    - 12 块胸椎
    - 5 块腰椎
    - 5 块骶椎
    - 4 块尾椎

在上肢或下肢方面，其结构组织完全一样：

➢ 第一层
- 与外三焦有同功关系的有：14 根趾骨和两块籽骨。
- 与内三焦有同功关系的有：5 块跗骨。

我们知道，在再生成的过程中，内三焦有五行的方向；因此 5 块跗骨以三个一组的方式来排列，以对应内三焦。

➢ 第二层
- 与奇经八脉有同功关系的有：四肢各有 32 个关节。

➢ 第三层
- 与手腕或脚腕的 7 块骨头有同功关系的理应是 7 块颈椎。
- 与胫骨和尺骨有同功关系的理应是胸椎。
- 与腓骨和桡骨有同功关系的理应是肋骨。

- 与髌骨和豌豆骨有同功关系的理应是胸骨。
- 与髋骨和肩胛骨有同功关系的理应是骶骨和尾骨。（见图 16）

我们以手腕的 7 块骨头为例。这 7 块手腕骨在上肢的能量结构上就像颈椎在整条脊椎上的位置。

在图表 17 里，我们可看到各个结构之间详细的关系。

我们可用一个画面来解释：用对应外三焦的指骨去抓东西，并将之合拢；然后以揉捏的动作在手掌心里（5 块跖骨类似内三焦）加热，使其转化形式；最后用 32 个关节（奇经八脉）分送出去。这一连串的动作之所以能够完成，是因为上肢的其他部位对中心而言既是天线，也是载体。

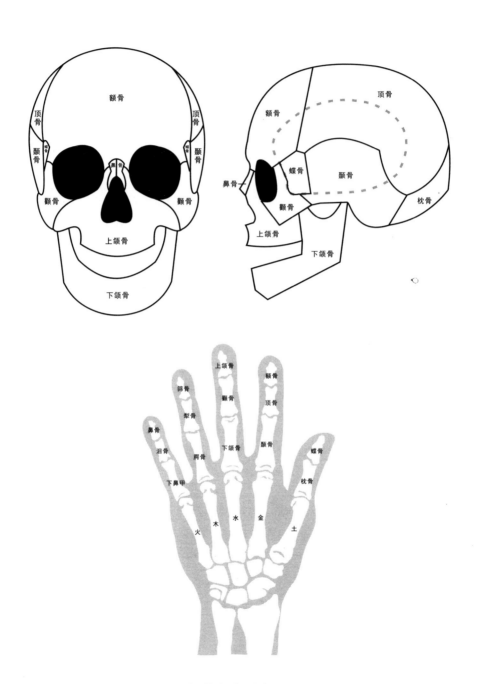

颅骨与指骨解码

人体三维卦

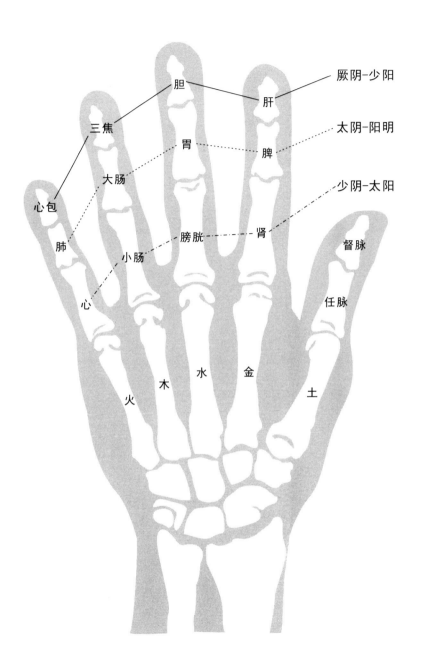

指骨与经脉解码

第三章 躯干的肌肉能量系统

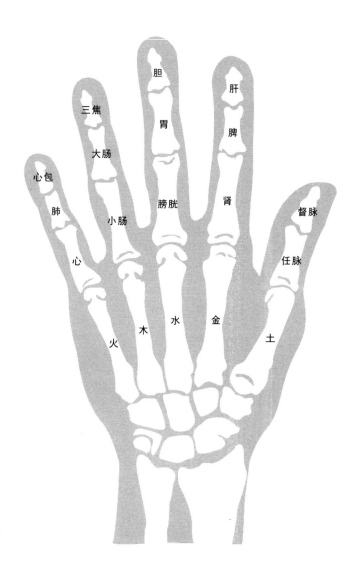

指骨与脏腑解码

拇指：督脉/任脉
食指：下三阴/肝-脾-肾
中指：下三阳/胆-胃-膀胱
无名指：上三阳/三焦-大肠-小肠
小指：上三阴/心包-肺-心

人体三维卦

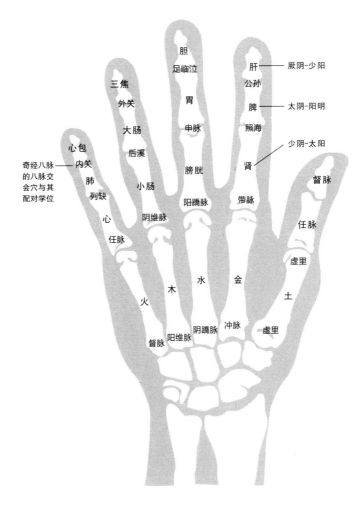

奇经八脉与内分泌腺的关联

奇经八脉：内分泌腺与掌骨的关联
任脉：胸腺
阴跷脉：肾上腺
阴维脉：生殖腺
冲脉：下丘脑
督脉：松果体
阳跷脉：脑下垂体
阳维脉：甲状腺/甲状旁腺
带脉：内分泌胰腺

在骨骼学上得出的结论有助于我们直接进入肌肉的领域。在躯干方面，我们已经了解了：

- 负责内部功能的肌肉：位于腰椎部位以及胸椎的下方。
- 负责外部功能的肌肉：位于颈椎部位以及胸椎的上方。
- 经别的肌肉：将躯干与腹腰带连接起来。

图表16

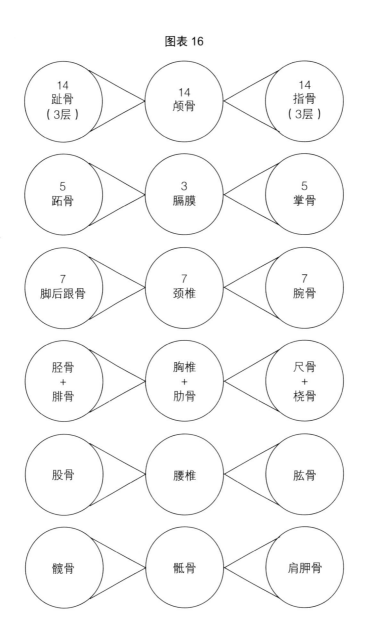

第三章 躯干的肌肉能量系统

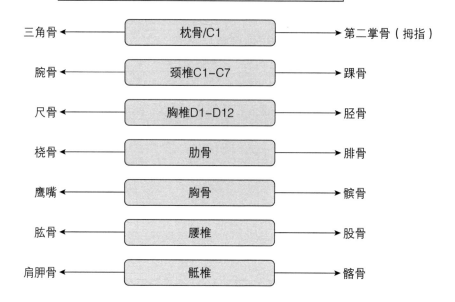

人体三维卦

图表 17

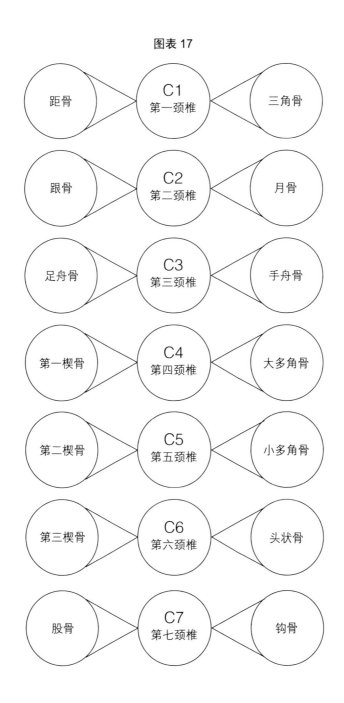

第三章 躯干的肌肉能量系统

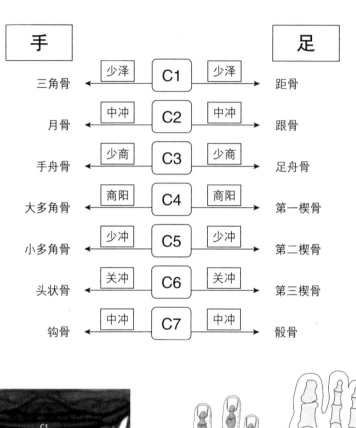

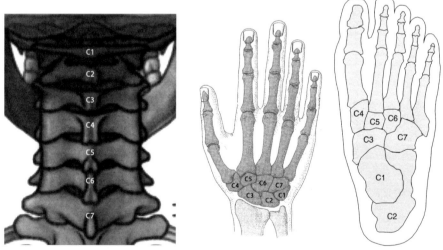

人体三维卦

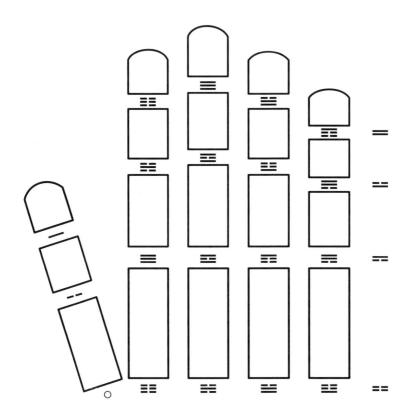

第三章 躯干的肌肉能量系统

因此，在四肢方面：

- 负责内部功能的肌肉主要在股骨与肱骨的部位。
- 负责外部功能的肌肉主要在胫骨、腓骨和后跟，尺骨、桡骨和手腕骨。
- 经别的肌肉是结合表层四肢与中心躯干的肌肉。
- 经筋的肌肉并不像12组肋间肌一样紧密，因此被视为与表层的腱膜有关。

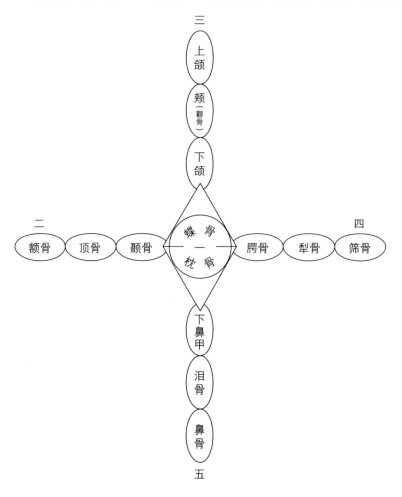

手指、脚趾与颅骨的关系

人体三维卦

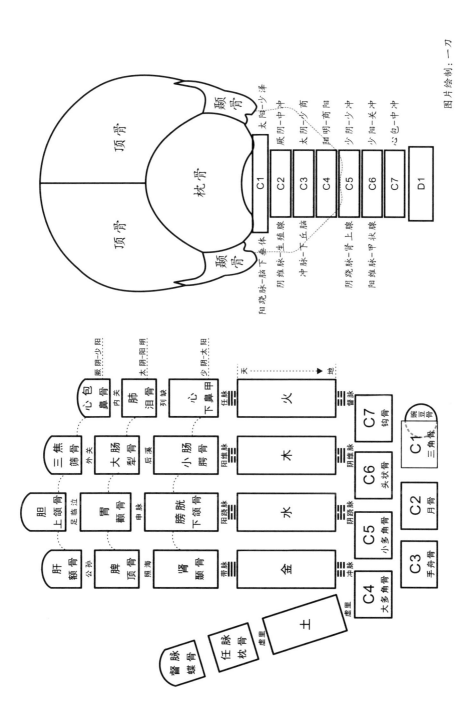

第三章 躯干的肌肉能量系统

第四章 四肢的肌肉能量系统

第一节 下肢的肌肉结构

从现在起，我们只需照着前述几章的相同方法逐步推进即可。

一、第一层

在足部我们会看到附着于14根趾骨和五块跖骨上的肌肉，它们与颅骨的肌肉和三层膈膜相对应。

二、第二层

与躯干横突棘肌对应的有四组双联体的收肌群，即耻骨肌、短收肌、长收肌和大收肌。

三、第三层

(一) 负责五行内部功能的肌肉

1. 下肢脏的肌肉组织

我们刚确定了它们在大腿上的部位。就能量单元而言，下肢和躯干有同样的特性。接下来我们要去了解肌肉与这两层之间的同功关系。

- 下肢腑如腰棘部分的肌肉一样多纤维，在后方，数目为6。
- 四联体关系到心构件的横突棘肌，理论上对应的是四组收肌：耻骨肌、短收肌、长收肌和大收肌。
- 中心、内部、属阴、关系到脾构件的棘肌，理应对应最深层的肌肉——股薄肌。
- 内部的、有固定作用的、骨骼的、关系到肾的最长肌，理应对应内部的、深层的一组肌肉；但如果我们以阴的右旋方向来看，则非最内部，那就是半膜肌。
- 双联体、附着在肋骨上、关系到肺构件的呼吸肌为腰髂肋肌，理应对应带有双重性、附着在腓骨（本身对应肋骨）上的双重性肌肉——股二头肌。
- 较为表层、关系到肝构件的锯肌，理应对应半腱肌。它覆盖住半膜肌，如同后锯肌覆盖住背最长肌。
- 背阔肌为脊肌的最表层肌肉，它并非是一块只属于脊柱的肌肉，它还关系到心包，理应对应最外层即最阳的肌肉——阔筋膜张肌。
- 棘间肌、横突间肌、肋提肌这三者关系到三焦，理应对应相当独特的、具三片组织的梨状肌。

2. 下肢腑的肌肉组织

这些肌群和腹肌一样，位于前面，一共有五组。

- 关系到膀胱、表层、正中央、纵向的腹直肌，对应的理应是同样属于表层、中央以及纵向的股直肌。
- 关系到胆、向上向外的腹外斜肌，对应的理应是向上向外的股外侧肌。
- 关系到小肠、向上向内的腹内斜肌，对应的理应是向上向内的股内侧肌。
- 关系到胃、腹部最深层的肌肉——腹横肌，对应的理应是股四头肌里最深层的股中肌。
- 关系到大肠、躯干正面最深层、最阴的肌肉——腰方肌，对应的理应是上述四组肌肉里最深层、最斜的缝匠肌。

（二）下肢的正经肌肉组织

我们有三种可能来辨别负责经脉外围功能的肌肉：

- 从躯干的内部功能来辨别。我们之前的确是借由它们来确认负责躯干外围功能的肌肉的。
- 从负责外围功能的肌肉——躯干的经脉来辨别。
- 从负责下肢内部功能的肌肉来识别。

我们选择第一种方法来进行，因为这样比较容易解释其同功性质。

1. "阴"经的肌肉组织

这些肌群位于腿部背面，一共有六组。

- 关系到心、为四联体且位于中心的棘肌，对应的理应是一组位于中央与深层的四联体肌群——趾长屈肌。
- 关系到脾、中央、正中与深层的竖脊肌，对应的理应是中央的、源自正中与深层的胫骨后肌。
- 关系到肾、比前两者略为向外、附着于肋骨上的背最长肌，理应对应也是最外部、附着于腓骨（对应肋骨）上的长屈肌。
- 关系到肺、深层肌肉里最外部的呼吸肌——腰髂肋肌，对应的理应是附着在腓骨上、阴肌群里最前方的第三腓骨肌。
- 关系到肝、比深层棘肌较为浅层、较为阳、附着于肋骨上的锯肌，对应的理应是外部属阳、附着于腓骨上的腓骨短肌。
- 关系到心包、覆盖住锯肌层的背阔肌，为此类型肌肉唯一的一个，其对应的也理应是路径与长度独一无二的腓骨长肌。后者包覆了腓骨短肌。

2. "阳"经脉的肌肉组织

这些肌群位于正面，一共有六组。

- 关系到膀胱、正中间及表层的腹直肌，理论上对应的是同样属于正中间、介于胫骨前肌与表层脚趾的趾长伸肌之间的长伸肌（与其相关的阴－肾则对应拇长屈肌）。
- 关系到胆、向上向外的腹外斜肌，理论上对应的是肌腱向上向外的胫骨前肌。
- 关系到小肠、向上向内、四个一体的腹内斜肌，理论上对应的是向上向内、四个一体的趾长伸肌（与其相关的阴－心则对应趾长屈肌）。

在躯干部分，我们已看到大肠和胃以腑的构件性质从前方来到后方，并以头半棘肌和头长肌的形式成为经脉肌肉性质。

就肌肉的机械性而言，头半棘肌与横突棘肌相连。由此我们可得知河图里心与胃两大中心之间的关系。我们可在下肢部分发现这种关系，因为胃经的肌肉以趾短屈肌的形态出现，且附着在心经的肌肉上，即趾长屈肌。就《易经》而言，值得一提的是胃经和心经都在同一个序列 T′ 的位置上。此外，在 11 个脏腑的大循环里，助益循环中有心到胃的通道。

大肠经的肌肉则以两组斜肌的形态出现：收肌与小趾展肌，两者都与跟骨的趾短屈肌并行。

最后，三焦经理应对应三联体的小腿三头肌。

3. 下肢的经别肌肉组织

在躯干方面，我们分辨了三联体的肌群，它们将躯干连结到腰束带。就一般情况而言，它们可被视为将深层连接到表层的肌群。

我们采用和研究下肢肌肉的同样方法来进行，也就是说从躯干的经别肌肉开始。这样有助于我们对于下肢经别肌肉群的解读。

- 关系到肾与膀胱经别的内旋肌——胸大肌，理论上它对应的是前面的内旋肌——臀小肌。
- 关系到肝和胆经别的中间层肩胛外展肌——前锯肌，理论上它对应的是中间层的展肌——臀中肌。
- 前面、斜向、纤维性、呼吸功能的斜角肌，关系到肺和大肠的经别，理论上对应的是髂腰肌。

- 胸骨－乳突、锁骨和胸骨－枕骨等三个主要肌群是头部的恒定调适肌，与脾的经别有关，理论上对应的是骨盆的三组调适肌——上孖肌、闭孔内肌、下孖肌。
- 深层的锁骨－乳突肌与胃的经别有关，由于功能与解剖学的关系，对应的肌肉应该有一个不在骨盆部位的经别方向，即腘肌。它是膝盖的重要调适肌。
- 关系到三焦经别的三联体斜方肌，理论上对应的是三片式的个别化肌肉——梨状肌。此处再见到带有两个方位的梨状肌，可依据斜方肌来解释。
- 在表层、包住其他肌肉的背阔肌，由于有心包的经别方位，因此理论上对应的是一块表层、也包住其他组织的肌肉——臀大肌。
- 四边形、扁而斜向上向外的菱形肌关系到小肠的经别，理论上对应的是一块四边形、扁而斜向上向外的股方肌。
- 最后一组肌肉为闭孔外肌，与深层有较大的关系，理论上对应的是心的经别。

见图表18。

图表 18

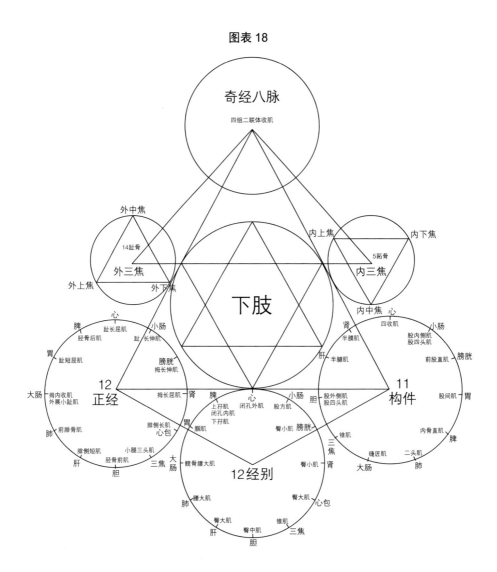

人体三维卦

第二节 上肢的肌肉能量结构

一、第一层

理论上对应手上附着的肌肉，关系到趾骨与跖骨。

二、第二层

理论上对应四组收肌，各组成两部分。四组收肌为胸大肌、背阔肌、大圆肌和肩胛下肌。

三、第三层

(一) 五行内部功能的肌肉

1. 上肢脏的肌肉组织

到现在为止，我们了解了脏的肌肉为纤维性，作用于静力上。具有这些特性的上肢肌肉位于前面，也就是说，在解剖学上与下肢脏的肌肉正好相反。

因此可知：

- 关系到心脏的横突棘肌或下肢的四组收肌，理论上对应的是胸大肌、背阔肌、大圆肌、肩胛下肌。
- 关系到脾脏的棘肌或股薄肌为内部与中央的肌肉，理论上对应的是内部与深层的肌肉——喙肱肌。
- 关系到肾脏的背最长肌或下肢的半膜肌为内部与深层的肌群，理论上对应的是深层与中央的肌肉——肱肌。
- 关系到肝脏的锯肌或下肢的半腱肌比上述的肌肉更表层，理论上对应的是表层、但较为内部的肌肉——肱二头肌短头，它比对应脾脏的肌肉更阴。
- 关系到心包的背阔肌或阔筋膜张肌为表层与外部的肌肉，属阳，理论上对应的是位于表层和外部的肌肉——肱桡肌。
- 关系到肺构件的腰髂肋肌或下肢的股二头肌，理论上对应的是肱二头肌长头。
- 关系到三焦的横突间肌、棘间肌以及肋提肌或梨状肌，理论上对应的是相当独特的三联体肌肉——胸小肌。

后两者对应的肌肉看似有点突兀，但为了能够理解其中的道理，我们必须要考虑到下列两点：

- 就下肢而言，对应肝脏和脾脏的肌肉为半腱肌与股薄肌，两者的末梢都极为接近鹅足腱。就上肢而言，关系到肝脏与脾脏的同类肌群里，接近喙突部分末梢的有肱二头肌短头和喙肱肌。
- 就髋骨来看，二头肌（肺脏）和半腱肌（肝脏）的肌肉起始附着很接近，而末梢附着则相对远离。就上肢而言，肱二头肌长头（肺脏）和短头（肝脏）的肌腱则是起始附着远离，但有一个共同的末梢附着（尽管也要考虑到肱二头肌的两个末梢）。实际上，一条主腱有一个末梢连到桡骨（与腓骨相关），因此理论上对应肺脏；一个腱膜则朝向尺骨（与胫骨相关），接着与肱骨内上髁的腱膜混合在一起，因此理论上对应肝脏。

这两个高低相对反转的关系可让我们了解到，在经脉大循环的过程中，人的双臂向上，阴上升而阳下降。在解剖上，这样使得上肢的上部变成了下部，而下部变成了上部。

2. 上肢腩的肌肉组织

这些带有动力特性的腩的肌群位于背部。

- 腹直肌或股直肌为中央与浅层的肌肉，关系到膀胱经，理论上对应肱三头肌长头。
- 腹外斜肌或股外侧肌，关系到胆经，理论上对应的是肱三头肌外侧头。
- 腹内斜肌或股内侧肌，关系到小肠经，理论上对应的是肱三头肌内侧头。

我们已经知道了就躯干和下肢而言大肠经和胃经肌群的特殊性。此处我们会看到，这些肌肉并非像下肢部分那样降一阶，而是停留在其他经脉的肌肉部分。为了要补偿这种相对下降的移动，我们可看到大肠/胃以桡骨肌的形态下降一阶：

- 桡侧腕长伸肌附着在第二掌骨上，理论上对应大肠。
- 桡侧腕短伸肌附着在第三掌骨上（中心的掌骨），理论上对应胃。

（二）上肢的经脉肌肉

在继续研究之前，我们需要强调下肢的一个特殊性。一个人站立时，胫骨在内，腓骨在外；大脚趾在内侧，小脚趾在外侧。

当我们双手撑地、用四肢行进时，拇指在内，小指在外；手肘部分则是桡骨（对应腓骨）在外，尺骨（对应胫骨）在内；手腕部分则是尺骨在外，桡骨在内。因此，就下肢而言，胫骨与腓骨维持平行，此处出现了双纽线的扭转情形，以致在肌肉方面产生了某些改变。

1. 阴经的肌肉组织

阴经的肌群和相应的脏肌群一样位于前面。下肢经脉的肌肉同功性质相当明显。

- 下肢的趾长屈肌为四联体，关系到心，理论上对应的是上肢的指长屈肌。
- 下肢的长屈肌关系到肾，理论上对应的是手部的拇长屈肌。
- 下肢的胫骨后肌位于胫骨和腓骨之间，是中央与深层的肌肉，关系到脾，理论上对应的是位于尺骨与肱骨之间、中央与深层的旋前方肌。

此处我们要记住，脾经的肌肉汇集和之前研究过的颈部脾经肌肉的汇集情形一样。

- 第三腓骨肌为下肢阴肌群中最前面的肌肉，因此为阴中之阳，关系到肺经，理论上对应的是上肢阴肌群里最外面的终端肌腱——拇短伸肌。它主要附着在桡骨上（理论上对应腓骨），附着在尺骨的部分并非主要部分。

因此，除了从桡骨扭转到尺骨之外，拇短伸肌位于拇指这一侧，而非小指边上。

- 腓骨短肌结束于第五跖骨外侧，属阳，关系到肝经，理论上对应的是结束于第五掌骨的尺侧腕伸肌。

- 腓骨长肌为该类型肌肉唯一的一个，从腓骨开始，结束于第一跖骨上，关系到心包，理论上对应的是有同样偏斜性的肌肉——旋后肌。它是唯一真正外旋的肌肉，关系到属阳－天的能量。

2. 阳经的肌肉组织

阳经肌群和对应的腑肌群一样，都在后面。

- 下肢的趾长伸肌关系到小肠经，理论上对应的是指伸肌。
- 长伸肌关系到膀胱经，理论上对应的是拇长伸肌。
- 下肢的大脚趾收肌与小趾展肌关系到大肠经，理论上对应两组长肌——拇长展肌和小指伸肌。
- 趾短屈肌附着于趾长屈肌，关系到胃经，理论上对应的是有同样功能、分成四条的指浅屈肌。

由此，大肠经和胃经在下肢的短肌在上肢则变成了长肌。

- 小腿三头肌，表层的三联体肌肉，关系到三焦，理论上对应的是表层的三组肌群——尺侧腕屈肌、掌长肌和掌短肌。此处也出现了和脏肌群一样的上下反转的情形。事实上，这三组肱骨内上髁肌群在起始处几乎同一体，接着分开成和小腿三头肌相反的形态。
- 最后，胫骨前肌关系到胆经，理论上对应的是最后一组肌肉——示指伸肌。

3. 上肢的经别肌肉组织

我们已了解了躯干经别的肌群，这些肌群与深层有关，也就是外三焦

(头颅)和内三焦（次呼吸组织）。

然而，这些肌群中，有些附着在上臂，明显超越了躯干的界限，因此有一个上臂经别的方向，关系到躯干。也就是：

- 胸大肌保持其肾与膀胱经别的方位。
- 背阔肌保持其心包经别的方位。

我们也了解了上臂的四大收肌：胸大肌、背阔肌、肩胛下肌、大圆肌，这四者关系到下肢的四组收肌。

而我们刚刚提到，这四者之中，其中两个有经别的方位。同样地，对于另外两者应该也有共同的特性。

因此，髂腰肌覆盖在髂窝上，是强而有力且多纤维的肌肉，关系到肺和大肠的经别，理论上对应的是覆盖在肩胛骨前面的肩胛下肌。

闭孔外肌是绕行的肌肉，关系到心的经别，理论上对应的是大圆肌。这是因为其他肌群随之而来，并有它们的同功经别。

我们接下来要研究剩余的其他肌群。

上孖肌、闭孔内肌、下孖肌为骨盆的调适肌，关系到脾的经别，理论上对应的是肩膀的三组调适肌——冈上肌、小圆肌、冈下肌。

腘肌是胫骨的内旋肌，关系到胃的经别，理论上对应的是旋前圆肌。

臀中肌为三联体，是大腿的主要展肌，关系到胆和肝的经别，理论上对应的是一组三联体肌肉，即三角肌。

梨状肌为三联体，是骶骨的调适肌，关系到三焦的经别，理论上对应的是肩胛的调适肌，即胸小肌。

最后，小肠的经别似乎尚未找到。其实是因为它以肘肌的形态降了一阶，理论上对应的是股方肌。

见图表19。

图表 19

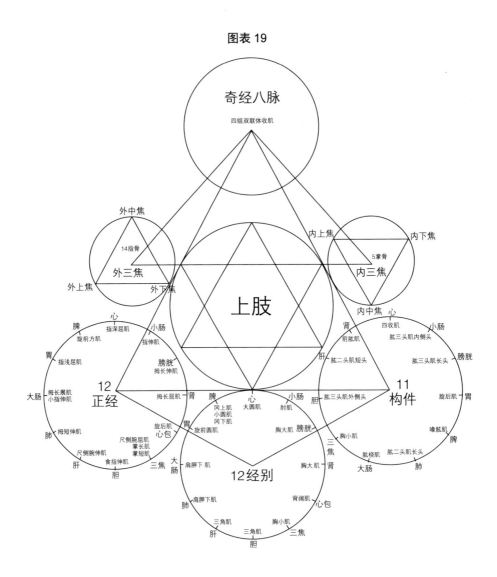

人体三维卦

第五章 能量再生成的形式

在研究了能量生成（从中心向外围、从阴向阳或从中央的躯干向外围的四肢）的方式后，我们接下来要研究互补与对立的形式，即再生的方式，所有组织在给予之后必须接收。

我们知道，在再生成的过程里，

- 第三层的组织结构和第一层相同：
  - 12 经构成外三焦。
  - 11 脏腑构成内三焦。
- 第二层则相反。
- 第一层的组织架构方式和第三层相同：
  - 内三焦架构成 11 脏腑。
  - 外三焦架构成 12 经脉。

我们可以观察到在躯干与四肢部分有同样的方位改变，如下所述。

一、在第一层的部分

（一）外三焦

- 躯干部分

36 块椎骨与组成经筋、正经和经别的肌肉会构成外三焦。

28 块椎骨与组成 11 脏腑的肌肉会构成内三焦。

- 四肢部分

一些骨骼，如椎骨，以及组成经筋、正经和经别的肌肉会构成内三焦。我们以下肢为例，会发现代表 12 正经的 12 组肌群，即腿部的肌肉，在解剖学上分成三部分：从上往下看的剖面图上，胫骨形成三角形，顶端在前，底端在后，正如象征着外三焦的三角形。

(二) 内三焦

- 躯干部分

28 块椎骨与构成 11 个脏腑的肌肉会形成内三焦的结构。

- 四肢部分

一些骨骼，如对应的椎骨，以及 11 个脏腑的肌肉会形成内三焦的结构。

因此，在下肢部分，大腿的肌肉在解剖学上分成三部分。从上往下看的剖面图上，股骨形成三角形，底端在前，顶端在后，正如象征着内三焦的三角形，与外三焦正好相反。

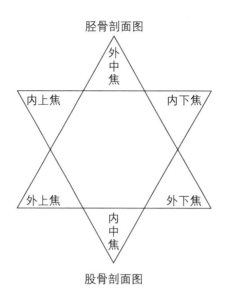

二、在第二层的部分

- 躯干部分

64 个关节突与 23 个椎间盘以及横突棘肌都各自反转了它们的循环。

- 四肢部分

32 个关节与四组双联体收肌也是同样的情形。

三、在第三层的部分

（一）五行

- 躯干部分

肌肉的内三焦，即三膈膜，依五行法则来构建。

- 四肢部分

五根掌骨与五根跖骨和对应的肌肉依五行法则来构建，也因此可以理解为何这些骨骼的数目为五。

(二) 12 经

• 躯干部分

颅骨与附着在上面的肌肉依 12 经的法则来构建（要知道头部有 12 大脑神经）。

• 四肢部分

指（趾）骨与相关的肌肉依 12 经的法则来构建。

这些四肢或躯干内部生成与再生成的活动当然彼此有关，一方造就另一方。因此我们会发现从上肢部分开始的下行变化以及从下肢部分开始的上行变化。

四、阳的下行能量流

(一) 上肢

1. 第一层

• 外三焦，即指骨及其对应的肌群。

• 内三焦，即掌骨及其对应的肌群。

2. 第二层

• 奇经八脉，即 32 个关节与四组双联体收肌。

3. 第三层

• 12 经，即前臂及其肌群。

• 11 脏腑，即上臂及其肌群。

（二）躯干

从此一下行能量流起，躯干本身也根据下行能量流来构建，也就是：

1. 第一层

- 头颅的外三焦及其对应的肌肉。
- 内三焦或三层膈膜。

2. 第二层

- 64 个关节突，23 个椎间盘和横突棘肌。

3. 第三层

- 12 经为颈部与背部区域以及脊椎、腰部和腹部的肌群。

此一循环理所当然地会来到下肢，并根据下行的能量流来进行构建。

（三）下肢

1. 第一层

- 内三焦或大腿及其肌群组成三部分。
- 外三焦或小腿及其肌群组成三部分。

2. 第二层

- 32 个下肢关节与四组双联体收肌。

3. 第三层

- 五行或五根跖骨，以及其对应的肌肉。
- 12 经或趾骨，以及其对应的肌肉。

这第一个由上往下的循环类似阳经脉的循环。

五、阴的上行能量流

（一）下肢

1. 第一层

- 外三焦或趾骨，以及其对应的肌肉。
- 内三焦或五根跖骨，以及其对应的肌肉。

2. 第二层

- 下肢的 32 个关节，以及四组双联体收肌。

3. 第三层

- 12 经或小腿，以及其肌群。
- 五行或大腿，以及其肌群。

（二）躯干

1. 第一层

- 内三焦或腰部与背部区域，以及脊椎、腰部和腹部的肌群。
- 外三焦或颈部与背部区域，以及脊椎、颈部和颈前的肌群。

2. 第二层

- 64 个关节突，23 个椎间盘，以及横突棘肌。

3. 第三层

- 五行或三层膈膜。
- 12 经或头颅，以及其对应的肌群。

（三）上肢

1. 第一层

- 内三焦或上臂，以及其肌群。

- 外三焦或前臂，以及其肌群。

2. 第二层
- 32 个关节和四组双联体收肌。

3. 第三层
- 五行或五根掌骨，以及对应的肌群。
- 12 经或指骨，以及对应的肌群。

备注：有关各层的描述，仅列出大区域。

我们根据阴经脉的方向，从脚趾出发，来到手指。而在上一个循环中，我们是从手指出发来到脚趾，正如阳经的循环。

躯干是中心，负责将上部的能量传到下部，并将下部的能量传送到上部。

在本章一开始时，我们使用了生成与再生成的用词。当我们考虑到中心（躯干）是就外围（四肢）而言的，这些用词确实与其性质相符。在上肢、躯干、下肢这三部分，最好使用"生成"这个词，例如上肢生成了躯干，对立的则是躯干生成了上肢。

尽管有这三种因素，两大循环依然可用两个阶段来描述：
- 上行循环

1）下肢生成了躯干。

2）躯干生成了上肢。

（下肢的生成当然也是同样的情形。）

第五章　能量再生成的形式

- 下行循环

1）上肢生成了躯干。

2）躯干生成了下肢。

（上肢的生成当然也是同样的情形。）

见图 20。

图表 20

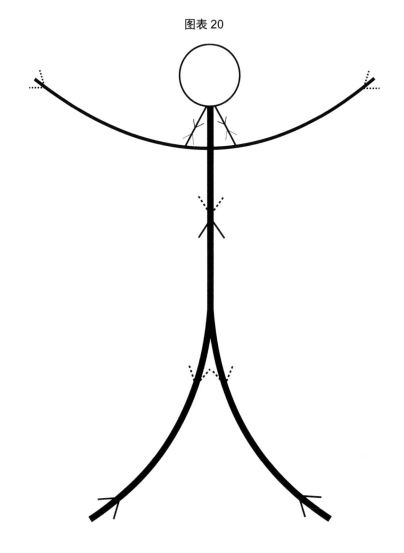

人体三维卦

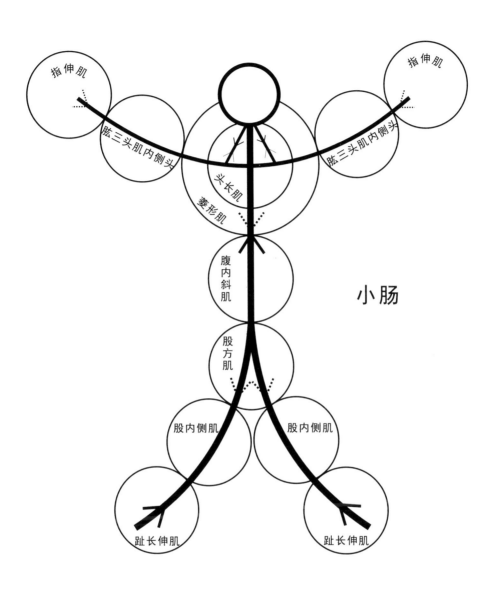

第五章 能量再生成的形式

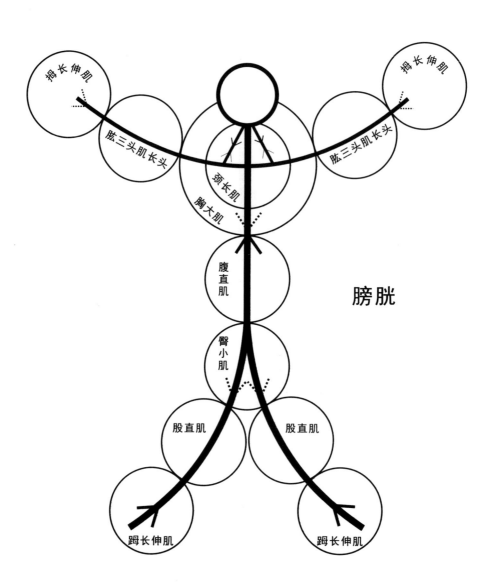

人体三维卦

第六章　在针灸结构上的应用

这里的研究只是一个初步的试验。我们必须抱持这样的态度，因为今后要进行的研究工作还很庞大。

12 正经的 309 个腧穴包含：由 288 个穴位组成的一组穴位，是从入穴到出穴的一些穴位；另外还有 21 个腧穴（3×7）构成的一组穴位，位于这些入穴之前或之后。事实上，井穴并非每个经脉的入穴。

如果运用外三焦这个解读之钥，即 288 个腧穴整体以 2-1-3 的数字套用上去，这些腧穴就可被分成 8×36 个单元，也就是 8×6 个 2-1-3 大单元。，此一过程和用于脊柱部分的过程相同。（图表 21）

脊柱的第一椎骨为筛骨。
在针灸上，昼夜大循环的第一个穴位可被视为中府，因为该循环是于早上三点从肺经开始的。

上述两个条件尚有待确认，尤其是作为昼夜大循环起点的第一块椎骨。

由此得出了图表 22 的结果，8×36 个腧穴对应的是 36 块椎骨。图表 23 的腧穴则对应负责内部功能的椎骨结构。

图表21

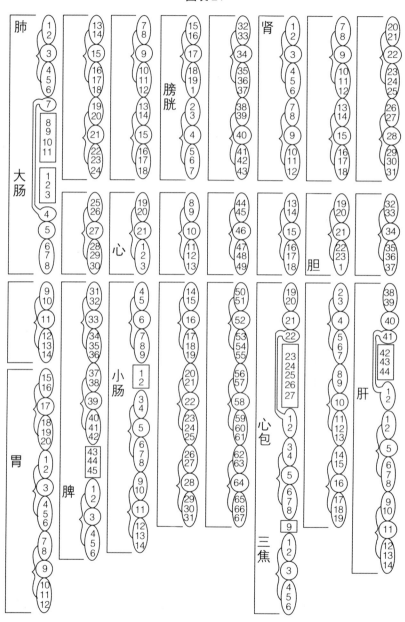

人体三维卦

图表22

第六章 在针灸结构上的应用

图表 23

人体三维卦

第七章 用《易经》解释肌肉与针灸的结构

我们知道《易经》的组成结构为：

- 36 个小阴卦。
- 28 个小阳卦。

而就针灸而言，我们可列举出：

1）配合最外围的结构，从最阴到最阳：

将深层连接到表层的 12 条经别 ………… 12
12 条正经 …………………………………… 12
表层的 12 条经筋 …………………………… 12
　　　　　　　　　　　　　总共有：36

2）配合最内部的结构：

汇集 T.G.C.A（元气、精气、清气、谷气）四大能量的外三焦　4
制造 T.G.C.A 四大能量的内三焦　　　　　　　　　　　　　4
配送八种能量的奇经八脉　　　　　　　　　　　　　　　　8
11 个脏腑 +1 个心包　　　　　　　　　　　　　　　　　　12
　　　　　　　　　　　　　　　　　　　　　总共有：28

一、28 个小阳卦

（一）11 构件的位置

在 28 个小阳卦之中，有 12 个是相续的，其中 8 个的下三爻卦为☳，4 个的下三爻卦为☶。那么由四个中心和 7 种能量所生成的 11 个脏腑可以用下图来表示：

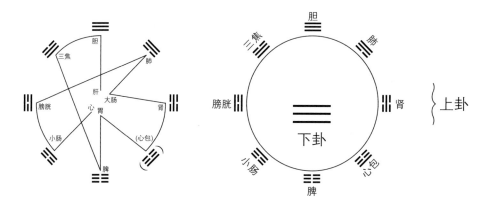

四个中心的结构很容易以四个六爻卦序列中各自的上二爻卦（四爻为下卦）来定义：

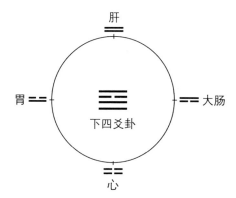

人体三维卦

(二) 奇经八脉的位置

16个六爻卦分成以四个为一组的四个序列，以便定义外三焦、内三焦、奇经八脉的四种能量。

这些六爻卦中，有四卦位于大阴区，因其上三爻卦而有特殊性，对应的是四条阴脉。

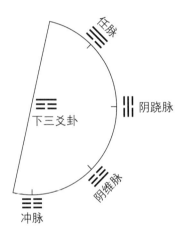

四条阳脉有两种可能性：六爻卦里的下三爻卦为☷或☳。根据接下来的发展以及奇经八脉的对立性，加上心、大肠、胃、肝等四大中心，似乎要考虑到下三爻卦☳的位置：

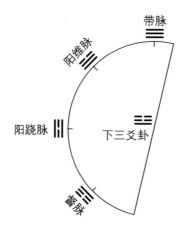

（三）外三焦与内三焦的位置

剩下的 8 个六爻卦，有 4 个位于大阴区，对应的理应是内三焦。

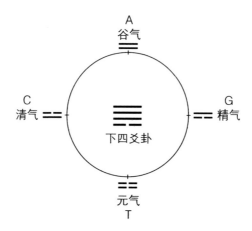

而大阳区的四卦则应对应外三焦。

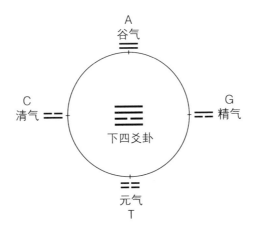

二、36个小阴六爻卦的解读

36卦里，12个六爻卦为一组，形成三个序列。最阴的序列应该对应深层的12经别，而最阳的序列应对应最表层的12条经筋。

（一）12条经别的位置

12个最阴的六爻卦中，8个有相同的下三爻卦，另四个有一样的下三爻卦。我们发现11个脏腑也有这种情形。此外，经别的8个六爻卦与11个脏腑的8个六爻卦呈对立性。而我们知道，经别将表层连接到深层，因而建立起阴与阳之间的关系。因此：

☷心包对立的位置上，可看到心包的经别☰

☷胆对立的位置上，可看到胆的经别☰

以此类推。

至于四个中心，如果考虑到反转性，则结果如下：

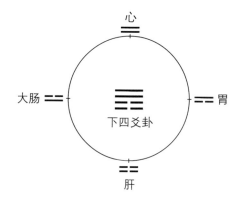

(二) 12 条正经的位置

最阳的 12 个六爻卦应该能让我们确定 12 正经的位置。

我们又一次看到一样的情形，也就是说，8 个六爻卦有相同的三爻卦☶，另外 4 个六爻卦有相同的三爻卦☷。

我们在 11 个脏腑上的推理适用于此处，因而得到如下图的结果：

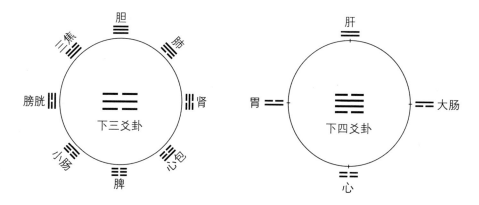

人体三维卦

(三) 12 条经筋的位置

现在只剩以 4 个六爻卦为一组的三个序列了。

两个与经别或正经的序列呈对立关系，经筋可说是代表天的部分，与地的部分相反。

因此可知：

- 从与胆对立的正经，可看到胆的经筋。
- 从与三焦对立的正经，可看到三焦的经筋。
- 从与膀胱对立的正经，可看到膀胱的经筋。
- 从与小肠对立的正经，可看到小肠的经筋。

实际上，往往当经筋为实时，正经则为虚；反之亦然。

- 从与心对立的经别，可看到心的经筋。
- 从与大肠对立的经别，可看到大肠的经筋。
- 从与胃对立的经别，可看到胃的经筋。
- 从与肝对立的经别，可看到肝的经筋。

考虑到阴阳反转的情形，最后的四个六爻卦理论上对应的是：

肺　☷☷

肾　☷☷

心包　☷☷

脾　☷☷

有了这些结果，我们便可以在《易经》64卦的整体上放入先前研究的肌群，即图表24和25。

图表24

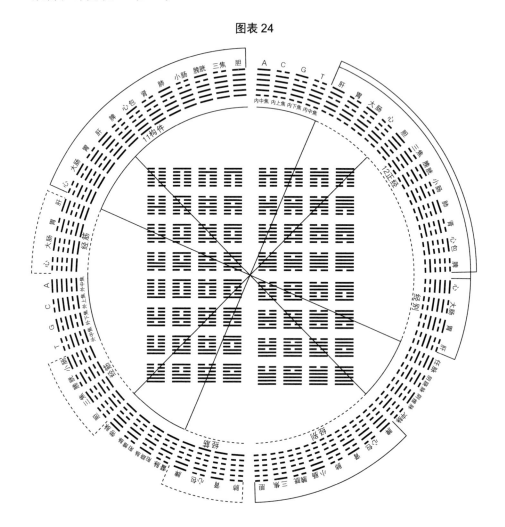

人体三维卦

图表 25

上肢:三角肌 躯干:大锯肌 下肢:髋中肌 **胆经别** ䷀	胸深肌 斜片肌 锥中肌 **三焦经别** ䷀	胸大肌 胸小肌 髋小肌 **膀胱经别** ䷀	肘肌 菱形肌 股方肌 **小肠经别** ䷀	肩胛下肌 斜角肌 髂腰肌 **肺经别** ䷀	胸大肌 胸小肌 髋小肌 **肾经别** ䷀	背阔肌 背阔肌 髋大肌 **心包经别** ䷀	冈上/冈下肌, 小圆肌 胸锁乳突肌 上孑/下孑肌, 闭孔内肌 **脾经别** ䷀
大圆肌 长棘肌 大棘肌 **冲脉** ䷁	背阔肌 短片肌 趾骨肌 **阴维脉** ䷁	胸大肌 短棘肌 中收肌 **阴跷脉** ䷁	肩胛下肌 长片肌 小收肌 **任脉** ䷁	三角肌 大锯肌 髋中肌 **肝经别** ䷁	旋前圆肌 胸锁乳突肌 颌肌 **胃经别** ䷁	肩胛下肌 斜角肌 髂腰肌 **大肠经别** ䷁	大圆肌 三角肌 闭孔外肌 **心经别** ䷁
旋前肌 腹内/外斜肌, 大小直肌 胫骨后肌 **脾经** ䷂	拇长屈肌 颈部横突间肌 拇(趾)长屈肌 **肾经** ䷂	拇短屈肌 第三腓骨肌 **肝经** ䷂	拇短伸肌 腰骶肌 **肺经** ䷂	三角肌 大棘肌 趾长伸肌 **肝经** ䷂	拇长伸肌 颈髁长伸肌 拇(趾)长伸肌 **膀胱经** ䷂	尺侧腕屈肌, 掌长短肌 小腿三头肌 **三焦经** ䷂	食指伸肌 颈髁长肌 胫骨前肌 **胆经** ䷂
指深屈肌 横突棘肌 趾短屈肌 **心经** ䷃	指浅屈肌 头夹肌 趾短肌 **胃经** ䷃	尺侧腕伸肌 腓骨长肌 腓骨短肌 **肝经** ䷃	尺侧腕伸肌 腓骨短肌 腓骨长肌 **肺经** ䷃	指伸肌 腹直肌 趾长伸肌 **小肠经** ䷃	5根掌骨肌 会阴肌 5根跖骨肌 **膀胱经** ䷃	5根掌骨肌 横膈膜 5根跖骨肌 **三焦经** ䷃	5根掌骨肌 横膈膜 5根跖骨肌 **胆经** ䷃
上肢腱膜 肋间肌 下肢腱膜 **肺经筋** ䷄	上肢腱膜 肋间肌 下肢腱膜 **心包经筋** ䷄	上肢腱膜 肋间肌 下肢腱膜 **脾经筋** ䷄	上肢腱膜 肋间肌 下肢腱膜 **心经筋** ䷄	三块头椎肌肉 喉骨上层肌肉 趾骨肌 **外中焦** ䷄	肩胛骨肌 短片肌 趾骨肌 **内下焦** ䷄	大圆肌 长收肌 大收肌 **内上焦** ䷄	5根掌骨肌 横膈膜 5根跖骨肌 **内中焦** ䷄
上肢腱膜 肋间肌 下肢腱膜 **胆经筋** ䷅	上肢腱膜 肋间肌 下肢腱膜 **膀胱经筋** ䷅	上肢腱膜 肋间肌 下肢腱膜 **小肠经筋** ䷅	上肢腱膜 肋间肌 下肢腱膜 **三焦经筋** ䷅	指间肌 颌突棘肌 趾骨肌 **外下焦** ䷅	指骨肌 颌骨上层肌肉 趾骨肌 **外上焦** ䷅	指骨肌 三块头椎肌肉 趾骨肌 **外下焦** ䷅	肩胛伸肌 短片肌 趾骨肌 **带脉** ䷅
肱肌 背阔肌 股直肌 **大肠经筋** ䷆	上肢腱膜 肋间肌 下肢腱膜 **胃经筋** ䷆	上肢腱膜 肋间肌 下肢腱膜 **肝经筋** ䷆	上肢腱膜 肋间肌 下肢腱膜 **脾经筋** ䷆	四组横突棘肌 腹横肌 缝匠肌 **心构件** ䷆	旋后肌 腰方肌 股直肌 **大肠构件** ䷆	旋后肌 腹横肌 缝匠肌 **胃构件** ䷆	肩胛下肌 短片肌 趾骨肌 **肝构件** ䷆
喙肱肌 棘肌 肉筋长肌 **脾构件** ䷇	前肱肌 阔筋膜张肌 半腱肌 **肾构件** ䷇	肱二头肌长头 腰髂肌 股直肌 **肺构件** ䷇	肱三头肌长头 腰骶肌 半腱肌 **心包构件** ䷇	肱三头肌内侧头 内方肌内侧头 **小肠构件** ䷇	肱二头肌长头 腰方肌 股直肌 **膀胱构件** ䷇	肱三头肌长头 半锯肌 半腱肌 **肝构件** ䷇	肱二头肌外侧头 外斜肌 四束肌外侧头 **胆构件** ䷇

第七章　用《易经》解释肌肉与针灸的结构

结论

竖琴人

每一块肌肉都是在起点到末梢之间绷紧的，可与琴弦作类比。因此我们可用一种美妙的乐器来形容人体，这种乐器由数百根弦组成，所有琴弦彼此之间和谐地振动便是健康的要素。治疗师主要的角色便是将这些绷紧的线加以调整，以使它们能发出最美的旋律……在这个生命的旋律中表现出自由的能量循环。

写于法国 Cavaillon，1980 年 8 月 28 日

后记

生命的旋律——《人体三维卦》之缘起

2009年开始，我在上海应象中医学堂跟随斯理维老师（Sylvie Martin）[1]学习古典针灸。这是一门从盛唐时期传到日本，又传到越南，然后流传到全世界的中国古老的针灸学。在清朝，法国领事乔治·苏利埃·德·莫朗（George Soulié de Morant）来中国学习中国传统针灸术，由此在欧洲开始展开针灸的传播。斯理维是雅克爷爷（Jacques Pialoux）[2]的学生，而雅克爷爷是苏利埃老师（后来被称为"法国针灸之父"）的徒孙。

斯理维告诉我："在欧洲有一种正骨的疗法，无需掰动骨头，按揉肌肉，只要把手轻轻地放在患者的疼痛不适部位，找到与之对应的其他身体部位，另一只手放在对应的位置上，运用思想能量的共振，就可以恢复脊柱、头颅、骨骼、肌肉、筋膜等由于某种不协调引起的疼痛、变形、弯曲、肿胀等病症。"

---

[1] Sylvie Martin，法国针灸师，师承雅克爷爷（Jacques Pialoux，中文名：仁表）；有多年静坐经验，对身心灵体系有广泛而深入的研究和认识。母语法语，精通汉语、英语、德语。现任国际针灸无国界协会中国地区督导。

[2] 雅克爷爷（Jacques Pialoux，中文名：仁表）。欧洲公认的出色针灸师，著有《古典针灸入门》《心灵治疗与宇宙传统》《光钻》（已翻译出版中）《玉龙针灸集》（翻译中。）

发现并创立这个疗法的老师是赫吉斯·布兰 Régis Blin[1]，（中文名：林成华），也是雅克爷爷的学生。斯理维在法国 SFERE 学校，受教于赫吉斯·布兰老师。在斯理维的心中，赫吉斯教授是一位极受尊敬的老师。之所以如此敬佩他，不仅在于他的中医知识和临床水平，更在于他特别柔软和包容的内心。他进行了许多有关身体能量学与正骨疗法的研究工作，同时整合两者而形成一种独特的疗法。目前这一疗法通过赫吉斯的传授，让许多治疗师得以在俄罗斯、澳洲、比利时、瑞士、意大利等地加以实验并获得良好的疗效，我们称这种疗法为"能量正骨疗法"。

对此，我深感兴趣。关于"能量正骨疗法"的书，只有法文版和俄罗斯文版（已经在俄罗斯出版）。如果我想要学习，那么就需要先翻译成中文，然后有机会请赫吉斯来中国传授。曾经给雅克爷爷课程做同声翻译的刘美伶女士，精通法语和深入学习过古典针灸体系，是本书翻译的最合适人选。于是美伶与我经过半年多的翻译和重新绘图，在徐雅蓉医师精确丰富的解剖知识帮助下，终于在 2014 年下半年，使得中文版的《人体三维卦》一书诞生了。据美伶说书中涉及的专业解剖知识，让她几乎绝望崩溃，不过书本翻译完成后，她对于肌肉骨骼的解剖知识的了解和整理，已经足以让她写一本关于中法解剖学名称由来的书了。

中文版《人体三维卦》的问世，让赫吉斯倍感高兴。大约四十年前，二十多岁的赫吉斯教授突然用几天的时间写了《人体三维卦》，雅克爷爷非常赞叹，但是告诉他这本书早了四十年；因缘际会，四十年后这本书的内容得以在中国传授。在雅克爷爷去世（2014 年去世）前的几年，Régis Blin

---

[1] 赫吉斯·布兰（Régis Blin）是 SFERE 学院的副院长，该校位于法国普罗旺斯艾克斯地区，是欧洲最重要的传统中医学院之一。

曾经对他说过，要到中国去，到这个曾经产生这么伟大治疗艺术的国度去，把来自这个国度的知识带回去。

Régis Blin 教授在世界范围内的课程非常多，在两年的行程内特地为中国安排了"能量正骨疗法"课程。2015 年和 2016 年，在上海自道精舍顺利地举办了两期的"能量正骨疗法"课程。上海自道精舍作为国内"文、武、医"结合为传播理念的大型传统文化中医机构，多年来举办过很多来自全世界优秀老师们的讲座以及课程。

课程命名为"能量正骨疗法"可能是很不恰当的，在国内这是一个比较新的研究与应用的领域，还没有明确的定义，我们暂且这样命名。这个治疗的方法既来自于对古老的中国传统的宇宙能量学的研究，如《易经》等，也以西方的人体解剖学为基础。在手法上它可能也不同于我们认知中的正骨，它根据人体脏腑、骨头、肌肉等自然呼吸的节奏，运用非常轻柔的手法（如指针等）将骨头矫正，使体内的能量更顺畅地流转。因为正骨不是治疗的目的。治疗的目的是让人体的能量更自然顺畅地流通，正骨只是达到的一个结果。

在此衷心感谢众多中医爱好者的慷慨解囊，让《人体三维卦》一书的翻译费得以筹集成功，感谢柯小刚教授作画义卖捐助，感谢上海王先生与陆女士夫妇的大力赞助。

2017 年 2 月 14 日于上海　一刀